Lea van der Pals · Annemarie Bäschlin

Ton-Heileurythmie

Lea van der Pals
Annemarie Bäschlin

TON-HEILEURYTHMIE

Verlag am Goetheanum

1. Auflage 1991
2. Auflage 2017

www.vamg.ch

Umschlaggestaltung von Wolfram Schildt, Berlin,
unter Verwendung von Zeichnungen
von Rudolf Steiner © Rudolf Steiner Archiv, Dornach

Satz: Höpcke, Hamburg
Druck: Druckhaus Nomos, Sinzheim

ISBN 978-3-7235-1587-7

INHALT

VORWORT (ZUR ERSTEN AUFLAGE)

Im Jahre 1969 wurde meine Schrift «Der Mensch Musik» veröffentlicht, die die Zusammenhänge der menschlichen Wesenheit mit den wirksamen Elementen der Musik in der Ton-Eurythmie darzustellen versucht – soweit mir Rudolf Steiners Angaben darüber zugänglich waren. Nach ihrem Erscheinen konnte ich wahrnehmen, wie diese Dinge bei Eurythmisten und Musikern auf Interesse stießen und als hilfreich und wegleitend empfunden wurden.

Bald kamen auch Fragen an mich heran, vor allem die nach den Möglichkeiten, eine Ton-Heileurythmie auszuarbeiten. Ich wusste, dass Versuche gemacht worden waren von einzelnen Eurythmisten, jedoch ohne eine sichere Grundlage der musikalisch-eurythmischen Zusammenhänge. Von befreundeter Seite hörte ich, dass Frau Dr. Margarete Kirchner-Bockholt, die damals die Leitung der Medizinischen Sektion am Goetheanum innehatte, sich mit dem Gedanken trug, an die Ausarbeitung der Ton-Heileurythmie heranzugehen. Ich erzählte ihr von meiner Arbeit und frug sie, ob sie eine Möglichkeit der Zusammenarbeit sehen könnte. Sie war sehr interessiert und sagte sofort zu, nachdem sie eine Gebärde gesehen hatte. Daraus ergab sich eine wunderbare Zusammenarbeit, die regelmäßig einen ganzen Winter lang stattfand: Erkrankungen und Heilungsmöglichkeiten wurden aus ärztlicher Sicht und vor dem Hintergrund der Erkenntnisse Rudolf Steiners dargestellt und von mir mit Vorschlägen möglicher toneurythmischer Übungen ergänzt. Dann wurden diese Übungen mit Hilfe einer kleinen Gruppe von Eurythmisten zu bestimmten Übungsabläufen geformt, abgestimmt, von Frau Dr. Kirchner als Heileurythmistin geprüft und gestaltet. So entstanden die neun Übungsreihen, in Anlehnung an die Reihe der Erkrankungen, wie sie in dem Buch von Dr. Rudolf Steiner und Dr. Ita Wegman «Grundlegendes für eine Erweiterung der Heilkunst»[1] geschildert sind. Weiter wollte Frau Dr. Kirchner zunächst nicht gehen. Man sollte es zuerst ausprobiert haben.

Damals gab Trude Thetter, die in Wien die Eurythmieschule leitete, jedes Jahr einen Heileurythmie-Ausbildungskurs in Dornach, in

welchen ich meinen Ton-Heileurythmiekurs (jeweils drei Wochen) einbauen konnte. Frau Dr. Kirchner und später auch Dr. Sabine Sattler nahmen während einiger Jahre daran teil. Als Trude Thetter aus Gesundheitsgründen diese heileurythmische Kursarbeit aufgeben musste, war – nach 19 Jahren – auch meine Kursarbeit beendet. Aber es gab auswärts noch Möglichkeiten, sie weiterzuführen – so in London in der dortigen Heileurythmie-Ausbildung und auch zweimal als Fortbildungskurs in der Ita Wegman-Klinik in Arlesheim.
In den letzten Jahren war ich aufgrund von Unfällen nicht mehr in der Lage, den Kurs selber zu geben, habe aber sehr eingehend mit Annemarie Bäschlin daran gearbeitet und konnte sie als meine Vertretung in England (London) und Deutschland (Stuttgart) die Kurse weiterführen lassen.
Nun erscheint es notwendig, die erarbeiteten Grundlagen schriftlich festzuhalten und zu veröffentlichen, und ich habe versucht, diese Aufgabe in Zusammenarbeit mit Annemarie Bäschlin, ohne deren tatkräftige Hilfe auch diese Schrift nicht zustande gekommen wäre, in Angriff zu nehmen. Es ist nicht leicht, Bewegungen, Gebärden zu beschreiben, man sollte sie lebendig zeigen können. Ich bin froh, in Annemarie Bäschlin eine so gute und verständnisvolle Mitarbeiterin gefunden zu haben und der Ton-Heileurythmie so einen Weg in die Eurythmie-Welt ebnen zu können.
Die Niederschrift der Notenbeispiele hat in dankenswerter Weise Christiane Hübner besorgt.

Dornach, im August 1991 *Lea van der Pals*

EINLEITUNG

Die folgenden Ausführungen von Rudolf Steiner waren der ausschlaggebende Anlass zur Ausarbeitung der *Ton-Heileurythmie*: «Noch etwas anderes kann daraus ersehen werden, das ist die gesundende Wirkung der Ton-Heileurythmie; denn diese wird auch nach und nach auszubilden sein neben der gewöhnlichen Toneurythmie. Warum? Im Grunde genommen beruht eine große Zahl von Erkrankungen des Menschen darauf, dass er irgendwie innerlich zur Natur wird, statt dass er Mensch bleibt. Wir werden immer ein Stück Natur, wenn wir krank werden. Nicht wahr, das eigentlich Menschliche besteht darinnen, dass wir keine Naturprozesse dulden, so wie sie sind, sondern jeden Naturprozess gleich innerlich umändern, gleich innerlich menschlich machen. Nichts geschieht im Menschen, außer dem Vorgang der Salzauflösung und Salzmetamorphose, nichts geschieht im Menschen, was nicht Umwandlung der Naturvorgänge ist. Wir werden krank, wenn wir Naturvorgängen in der inneren Umwandlung gegenüber ohnmächtig sind, wenn wir sie nicht bis zur Metamorphose, die sie im Menschen annehmen müssen, bringen können, wenn sie sich als Naturvorgänge abspielen. Haben wir in irgendeinem menschlichen Organ zuviel Naturvorgang und zuwenig menschlichen Vorgang, und wir bringen den Menschen dazu, musikalisch zu eurythmisieren, so ist das ein Heilfaktor, weil wir dann sein Organ zurückführen auf das Menschliche aus der Natur heraus. Wir sagen, indem wir den Menschen toneurythmisieren lassen, wenn zuviel Natur in ihm ist, wir sagen der Natur in dem Organ: du musst heraus; denn jetzt macht der Mensch eine Bewegung, die nur menschlich ist, die nicht naturhaft ist. Denn das Musikalische ist nur menschlich, ist nicht naturhaft.

In älteren Zeiten hat man schon in dem Musikalischen selber Heilmittel gesehen, und in vieler Beziehung wurde in älteren Zeiten mit Musik kuriert. Aber da das Musikalische gerade im Eurythmisieren ganz besonders zum Vorschein kommt, so wird auch die Heilwirkung des Musikalischen bei einer rationellen Therapie ganz besonders zum Vorschein kommen müssen.»[2]

Die Toneurythmie kann wie ein *Katalysator* wirken für das Eingreifen der *laut*eurythmischen Heileurythmie-Übungen. Diese sind ja meistens auf bestimmte Organe oder Systeme gezielt. Die *Ton*-Heileurythmie-Übungen setzen mehr die Kräfte in Bewegung, die zur Funktion bestimmter Systeme gehören. Sie *bereiten* also den Organismus *vor* für das *Eingreifen* der Lautkräfte.

Die nun folgenden Schilderungen der Ton-Heileurythmie-Übungen wenden sich an *ausübende Eurythmisten*, nicht an Studenten, denn man sollte schon etwas vertraut sein mit den Gebärden der Toneurythmie, um mit den hier geschilderten Bewegungen und Varianten umzugehen.

Die Ausdrücke «Intervall», «Stufe» und «Ton» wendet Rudolf Steiner oft für dasselbe an. Innerhalb der C-Dur-Skala stimmt alles überein. Ich versuche «Intervall» zu gebrauchen für die nacheinander gespielte Folge zweier Töne, «Stufe», wenn der Ton «für sich» steht (erklingt), aber im Zusammenhang der Skala seine Funktion hat, «Ton», wenn es sich um den einzelnen Ton handelt.

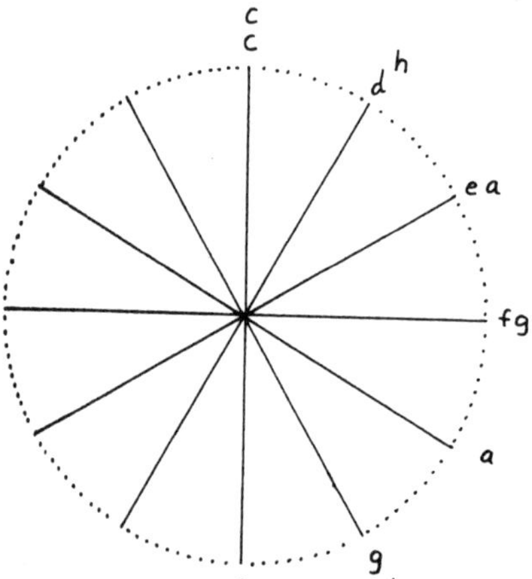

Erste Aufzeichnung der *Skala* im *Zwölferkreis*. Dazu die Bemerkung von Rudolf Steiner: Die Sprünge der Füße dürfen nur angedeutet werden – es muss immer noch graziös bleiben!

Die Verbindung Hände-Füße ergibt im ersten Tetrachord verschiedene *Dreiecke.*

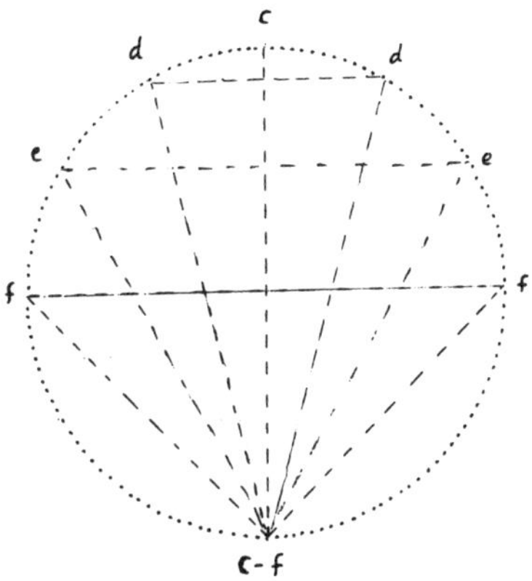

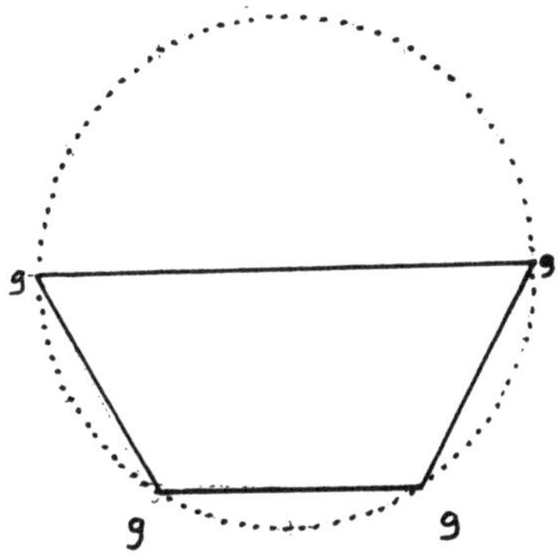

Im zweiten Tetrachord steht die menschliche Gliedmaßen-Gestalt in verschiedenen Trapezoiden als *Viereck-Varianten* (die Berücksichtigung der Halbtöne kam erst später hinzu).

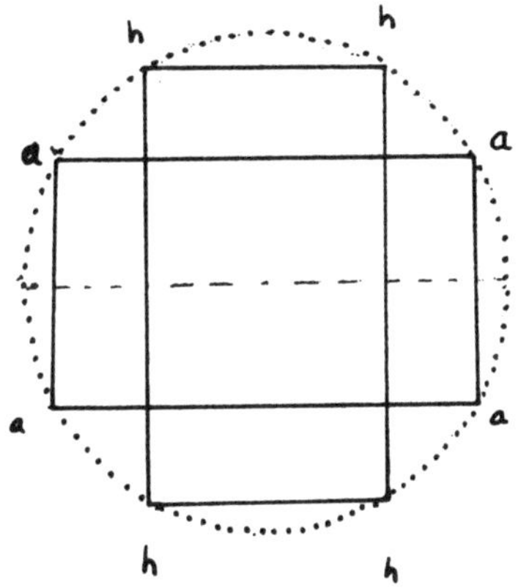

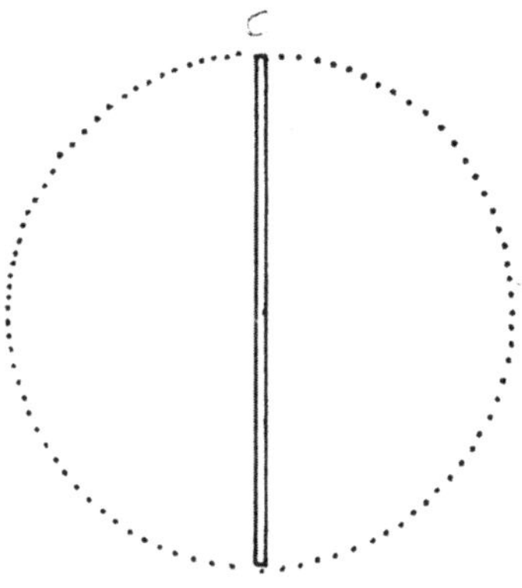

Erster Tetrachord der Skala: «vom Himmel zur Erde absteigend». *Zweiter Tetrachord*: «Wieder zum Himmel aufsteigend mit Hilfe der auf der Erde erworbenen *Willenskräfte*» (Füße, Sprünge). Dies hat aber nichts zu tun mit der Tonhöhe.

Zuerst wurden die Töne nur im Stehen gemacht. Dann kam die Raumbewegung dazu und damit auch die Frage, was nun mit den Sprüngen zu machen sei. Die «Hüpfer» oder Sprünge für die entsprechenden Töne *g, a, h, (c)* beim Im-Raume-Gehen oder Laufen sind ein Vorschlag von Ilona Schubert-Bögel, den Rudolf Steiner akzeptiert hat, wobei beide Füße gleichzeitig einen Moment frei vom Boden sind. – So sind die zwölf Töne der Ur-Skala sichtbar zu machen.

Der «Sprung» bei der *Vierklang-Dissonanz* ist eigentlich ein gleichzeitiges Vor- und Zurücksetzen der beiden Füße, gleichzeitig ein Dur- und ein Moll-Schritt für die beiden Prim-Töne.

Es bleibt mir noch hinzuweisen auf die Schilderungen von Rudolf Steiner über das Eindringen der Kraft des Astralleibes als *«instrumentbauende Kraft»* in den physischen Leib. Diese Tätigkeit schildert er wiederholt in pädagogischen Kursen, mehr oder weniger ausführlich. Ich zitiere hier die entsprechende Stelle aus dem Kurs für Lehrer in Stuttgart (kursive Hervorhebungen von mir): «... der astralische Leib des Menschen ist Musik. (...) Das geht so weit, dass man auch in der formenden Tätigkeit verfolgen kann im menschlichen Organismus, wie die *Musik* des astralischen Leibes in dem Menschen gestaltet. *Sie setzt hier ein in der Mitte der Schulterblätter, strahlt aus zunächst in die Prim der Skala.* Indem sie zur *Sekunde* vorschreitet, bildet sie den Oberarm, indem sie zur *Terz* fortschreitet, den Unterarm.»[3]

In der Konferenz im Eurythmeum Stuttgart am 30. April 1924 sagte er: «Die *Prim* ist hinten am *Schlüsselbein* und *Schulterblattansatz*. Sie ist aus dem *Astralleib* in die Form geschossen.»[4]

– (Die genaue Stelle am Rückgrat ist der *sechste Brustwirbelkörper* – dies wurde mir von zwei Ärzten bestätigt.)

Lea van der Pals

NEUN ÜBUNGSREIHEN ZUR TON-HEILEURYTHMIE

I. RHEUMATISCHE ERKRANKUNGEN

Da wir es bei den rheumatischen Erkrankungen mit Kälteeinwirkungen zu tun haben, die den Bewegungsmenschen angreifen, versuchen wir mit unseren Übungen in verschiedener Weise die Wärme anzuregen – als dasjenige Element, das dem Herausfallen des physischen Leibes aus dem Zusammenhang mit dem lebendigen Organismus entgegenwirkt. Die Übungen sollen nicht bei rheumatischem Fieber gemacht werden.

Vorbereitende Übung: Dur – Moll-Weben

Als Erstes lassen wir das Weben von Dur und Moll aus- und einströmen. Mit den Händen zum Herzen deutend, beginnen wir, mit dem Durerleben die Gebärde nach außen oben zu öffnen und mit dem Mollerleben nach vorne innen zu schließen. Dieses Aus- und Einatmen wiederholen wir einige Male.

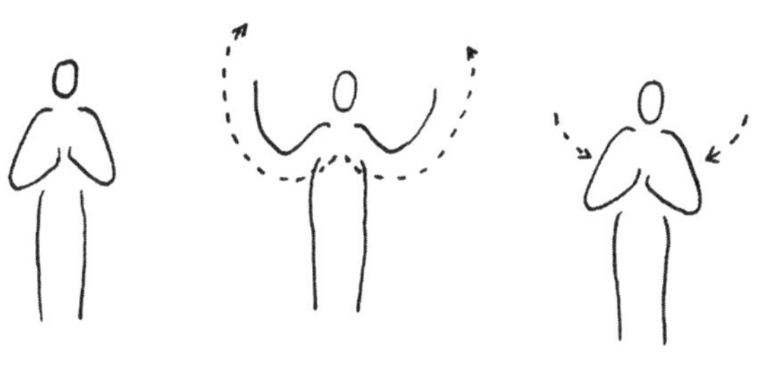

Wir lassen das Ausdehnen nicht zu groß werden, so dass eine Hülle entsteht, die die Wärme zusammenhält.

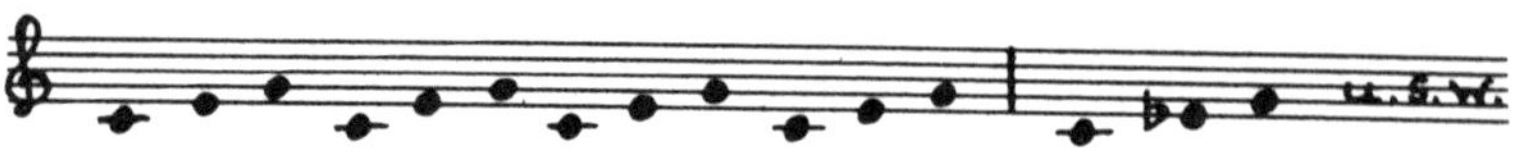

Eine Intensivierung kann dadurch erreicht werden, dass wir die Gebärde innerhalb dieser Wärmehülle abwechselnd zur Dur- oder Moll-Terz werden lassen.

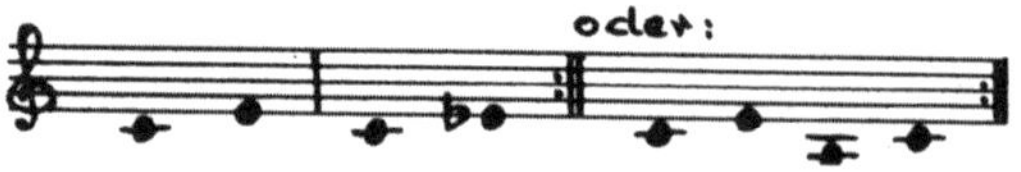

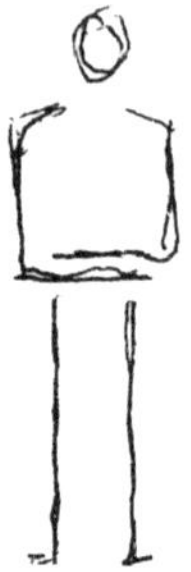

Nach dieser Übung, wie auch bei allen folgenden Übungen, empfiehlt es sich, in eine entspannte Ruhestellung überzugehen, um die Bewegungen nachklingen zu lassen.

1. INTERVALLE

Wenn wir zu den Intervallen übergehen, so können wir wiederum eine Steigerung der Wärme hervorrufen, indem wir von verschiedenen Intervallen aus die *Septime* erreichen.

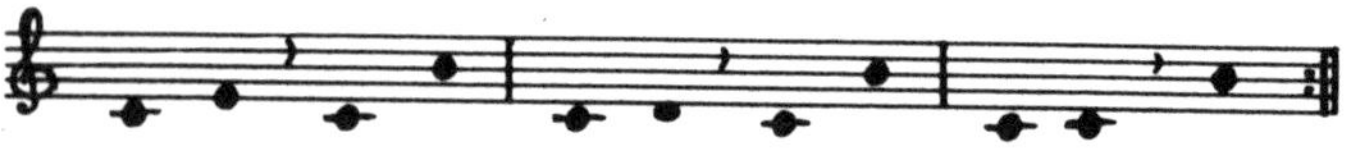

Wir fangen mit der *Terzbewegung* an, führen diese über in die *Septimbewegung*. Dann führen wir die *Sekundbewegung* in die *Septimbewegung* über; dann die *Primbewegung* in die *Septimbewegung*. Die Spannung zwischen den Intervallen wird immer größer, wodurch die Wärme gesteigert wird.
Um noch direkter und wirksamer diese Übergänge zu gestalten, können wir später die Bewegungen als *Stufen* gestalten (siehe Einleitung S. 10):

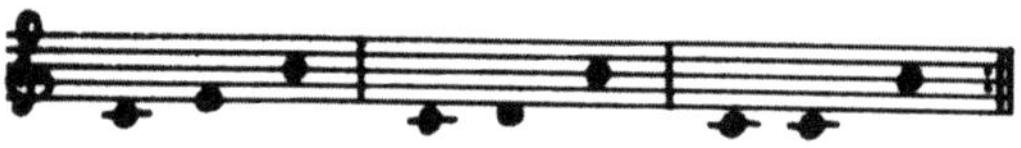

Bei dieser Intervallfolge lenken wir das Bewusstsein und die wahrnehmende Empfindung darauf, dass die ganze Gestalt von Leben durchdrungen und umgeben wird, als befände man sich mitten in einer Wärmekugel darinnen.

Die Reihenfolge: Terz-Septim
Sekund-Septim
Prim-Septim

wird zuerst mit dem rechten Arm gemacht, dann mit dem linken Arm.

Jetzt wird die Übung zwei Oktaven tiefer gespielt und mit dem rechten und linken Bein ausgeführt (siehe S. 40: «Intervalle mit den Beinen»).

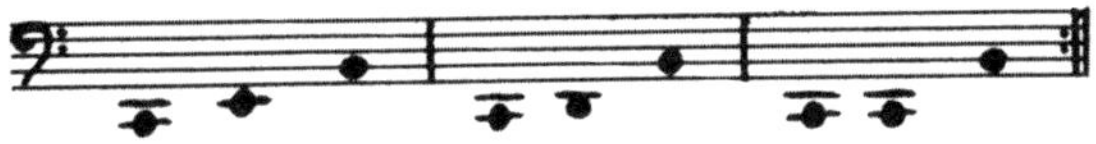

Wie bei allen toneurythmischen Ansätzen strömt auch hier die gestaltende Kraft des Astralleibes hinten zwischen den Schulterblättern hinein (siehe Einleitung, S. 12). Bei dieser Übung geht der Strom von dem Rücken hinunter in die rechte Hüfte, dann weiter ins Schienbein, zur Terz, und von dort aus bis in die Zehenspitzen (Septime). Es ist wichtig, dass die Septimen-Bewegung von innen durchgeht, so dass der Fuß nicht nur äußerlich geschleudert wird. Erst nach Gestaltung der Septime stellen wir den Fuß wieder neben das Standbein. Dann bilden wir mit dem gleichen Bein die Sekund mit dem Oberschenkel und lassen den Bewegungsstrom nun von dort aus in die Zehen fließen. Zuletzt gehen wir von der Prim in der Hüfte direkt bis zur Septime in die Zehen. Dann wiederholen wir die ganze Reihenfolge mit dem linken Bein.

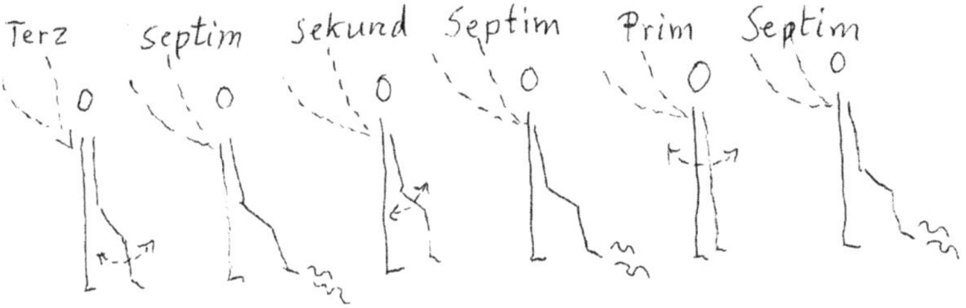

Schließlich wiederholen wir die Übung mit den Armen, dieses Mal mit beiden gleichzeitig.

2. TAKT MIT TAKTSTRICH

In der nächsten Übung versuchen wir, durch das Element des Taktes belebend auf die physische Gestalt einzuwirken. Wir erleben in diesem Element, das der Musik ihre Stütze und Struktur gibt, den realen Bezug zu der menschlichen Hüllenwesenheit des physischen Leibes – dieser zwar ältesten menschlichen Hüllenform, die aber erst auf der Erde sich mit Materie erfüllt und der Schwere verfällt. Bei den rheumatischen Erkrankungen haben wir es nicht nur mit Kälteeinwirkungen als Ursache zu tun, sondern es nehmen auch die Kräfte von Maß, Zahl und Gewicht qualitativ überhand. Der Mensch gibt sich der Erdenschwere und den ahrimanischen Einflüssen zu stark hin.

Rudolf Steiner gibt uns wichtige Hinweise, wie wir durch das musikalische Element des Taktes diesen überhandnehmenden Naturkräften entgegenwirken:

«Takt – im Überwinden der Kräfte der Erde.»[5]

Und im Toneurythmiekurs äußert er sich über den Takt so:

«... dasjenige ... was am Menschen als physische Gestalt ist, das gibt ja im Musikalischen ... den Takt. (...) Man hat immer das Gefühl, wenn der Takt eurythmisiert wird ... : es tritt etwas zutage, wie schwer ein Mensch ist. Ein gewichtigerer Mensch wird gerade in der Eurythmie ein besserer Taktschläger sein als ein leichterer Mensch.»[6]

Bei dem gewichtigeren Menschen kommt der Takt deutlicher zum Ausdruck, weil man sieht, dass er mehr Schwere zu überwinden hat, und gerade auf dieses Überwinden der Schwere durch die Ich-Kraft kommt es an. Wir stellen unsere Gestalt nicht einfach in den Raum – uns der Schwere hingebend –, sondern wir entfachen eine innere Feuerkraft, die der Schwere entgegenwirkt und uns Aufrichtekraft gibt. Diese Kraft gewinnen wir in der Gestaltung des Taktstrichs (siehe auch Kapitel IX, S. 83). Beispiel: Schumann, Marsch. S. 101, Zweiertakt.

Es ist bei dieser Übung nötig, darauf zu achten, dass sie mit Aufmerksamkeit und Präzision ausgeführt wird, so dass man z. B. nicht ins Schaukeln kommt. Sonst könnte eine gegenteilige Wirkung daraus hervorgehen.

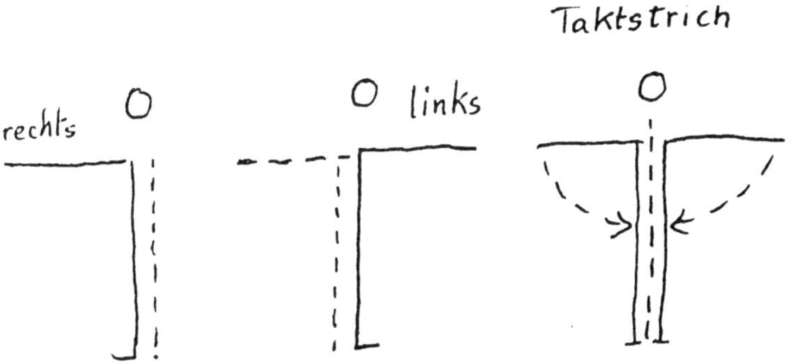

Nicht zuletzt möge auch an Folgendes erinnert werden:
«... Alles Eurythmisieren ... muss unbedingt so sein, dass eine Grazie, ohne sich zu schämen, dabei sein und zuschauen könnte. (...) Im Heilpädagogischen – das mag man am wenigsten glauben, es ist aber durchaus wahr – ist es so, dass mindestens dabei nun auch eine Grazie *lauschen* muss ..., weil alles dasjenige, was gerade im Heileurythmischen nicht graziös ausgeführt wird, irgendwie dennoch zur Versteifung des Ätherleibes beiträgt, also nicht dasjenige herbeiführt, was man gewöhnlich eigentlich herbeiführen will.»[7]

> «Es reißt der Zusammenhang mit dem Geiste,
> Wenn er nicht durch die Schönheit erhalten wird.
> Die Schönheit verbindet das ‹Ich› mit dem Leibe.»[8]

3. FORTE UND PIANO

Bedenken wir noch, was dem Takt das eigentliche Leben gibt, so kommen wir zu dem differenzierten Schreiten, womit wir den betonten und unbetonten Taktteil zum Ausdruck bringen.
«Und so lange hat das Rechts-Links kein Leben in sich, als Sie nur philiströs im Leben gehen. (...) Es kommt aber sogleich Leben, wenn Sie irgend etwas differenzieren in dem Rechts-Links ...»[9]
«Wenn aber nun der Wille, der bis dahin wie schlafend im Takt geschritten ist, anfängt zu erwachen und die Verteilung der Gewichte selber ‹in die Hand nimmt›, mit einer gewissen Willkür seine Anteilnahme, sein Hereinwirken in das Erklingen handhabt, dann kommt die souveräne Betonung, das Laut und Leise, *Piano und*

Forte zustande: die Kräfte der Bewusstseinsseele beginnen zu wirken.»[10]

Zu unserer nächsten Übung werden absteigende Moll-Arpeggien in zunehmender Tonstärke gespielt. Stehend bewegen wir die Arme von oben nach unten. Die Finger werden im *Piano* «rund» und im *Forte* «spitz» gemacht. Da jedes Motiv einen Ton höher oben als das vorangehende beginnt, vergrößert sich die Spannung zwischen oben und unten, denn mit jedem Forte wird die Gebärde ganz nach unten in den Willensbereich geführt.

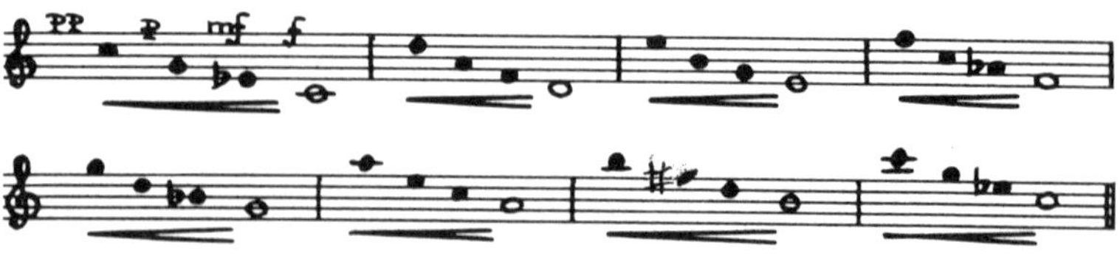

Die ganze Gestalt mit Kopf, Rücken, Knien vollzieht die Bewegung ebenso. Ausgehend von einer lockeren Haltung, nehmen wir eine gestraffte Haltung an, so dass wir mit jedem *Forte* größer werden, ohne jedoch auf die Zehenspitzen zu gehen. Gerade auch für Menschen, die im Nacken steif geworden sind vom vielen Maschineschreiben, ist diese Übung sehr wohltuend.

Die Tonstärke bringt den Menschen vollends mit der Außenwelt in Beziehung, sagt Rudolf Steiner, «weil der starke Ton ein von Wille getragener Ton ist, der schwache Ton ein solcher Ton, der den Willen entbehrt».[11]

Wir kommen mit diesem Willens- und Inkarnationsprozess, der vom Ich her impulsiert wird, in den Wärmeprozess hinein. Die Wärme wird noch bekräftigt dadurch, dass die Übung in Moll gespielt wird.

4. WIEDERHOLUNG DER INTERVALL-ÜBUNG

Zum Schluss müsste die Intervall-Übung wiederholt werden. Es ist wichtig, diese Übungsreihen jeweils in der angegebenen Reihenfolge durchzuführen.

II. HAUT-ERKRANKUNGEN

Von der musikalischen Quinte sagt Rudolf Steiner im Toneurythmiekurs Folgendes:
«Die Quinte hat das Eigentümliche, dass der Mensch, wenn er den Grundton, die Quinte als Intervall hat, sich als fertiger Mensch fühlt. Die Quinte ist der Mensch. (…) Es ist gerade so, wie wenn der Mensch innerlich bis an seine Haut ginge, seine Haut erfassen würde und sich da abschließen würde. Die Quinte ist die den Menschen begrenzende Haut.»[12]
Da alle Hauptfunktionen des menschlichen Organismus in der Haut enthalten sind, kann man in der Haut wiederum den ganzen Menschen finden:[13]

Schema der Hautschichten:

♄ 1 Sinnesleben — (ab)ersterbendes Leben (spröde)
♃ 2 Nervenleben — bewahrendes Leben
♂ 3 Atmungsleben — bildendes Leben (regeneratives Leben)
☉ 4 Zirkulationsleben - oder sich verändernde Organbilder
☿ 5 Stoffwechselleben — stoffliche Organe (Drüsen, Haare, Stoffe)
♀ 6 Bewegungsleben - kraftendes Leben (Muskelgewebe)
☽ 7 Reproduktionsleben — sich erneuerndes Leben (Regeneration Stofferneuerung)

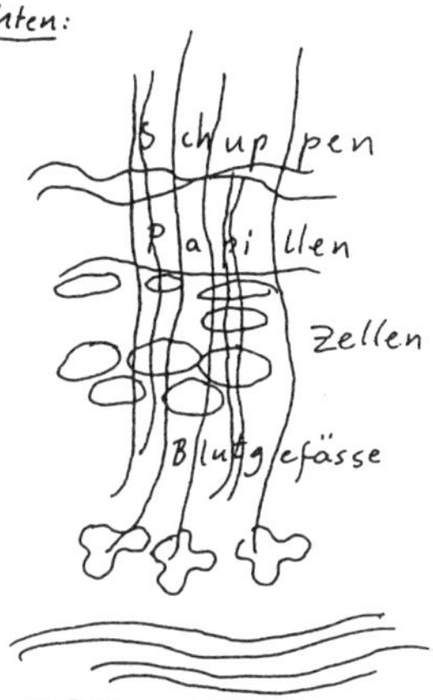

Nässende Ekzeme: *untere* Schichten dringen vor.
Abschilfernde (trockene) Ekzeme: *obere* Schichten sterben ab, erschlaffen.

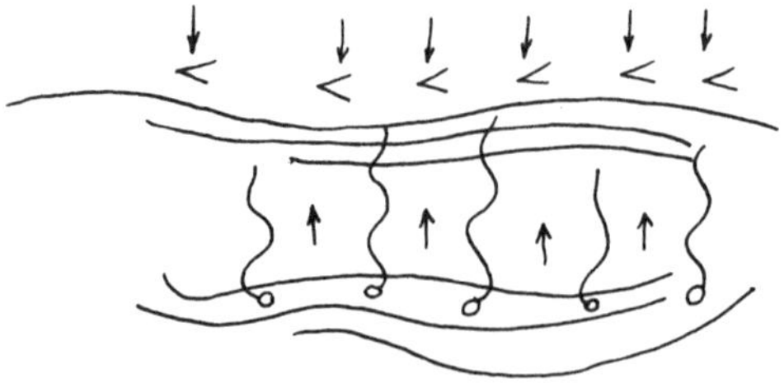

Die Haut ist nicht nur ein Schutzorgan, sondern ein lebenswichtiges Austauschorgan; vor allem ist sie Träger der Aus- und Einatmung. Die Außenwelt erstreckt ihre Wirksamkeit in das Innere des Menschen hinein, indem sie so etwas wie Golfe bildet; dieses sind die zur Haut dazugehörigen Sinnesorgane. Bei jeder Sinneswahrnehmung greift unser Ätherisches – wie mit ätherischen Insekten-Fühlhörnern – den Einwirkungen, die von außen kommen, aktiv entgegen. Es kommt bei dem gesunden Menschen ein Atmungsvorgang zwischen außen und innen zustande. Die Haut ist als Grenze dazwischen lebendig und durchlässig. Sie verbirgt nicht, sondern sie offenbart Krankheiten, Seelenzustände, Furcht, Schrecken, Zorn, Scham. Der Ausdruck «man fühlt sich nicht wohl in seiner Haut» ist sehr adäquat, denn es fehlt einem die Möglichkeit, ein harmonisches Gleichgewicht zwischen sich selbst und der Welt herzustellen. Bei entzündlichen, nässenden Ekzemen wehrt sich der Mensch von innen gegen das, was von außen an ihn heran will. Die unteren Schichten der Haut werden überaktiv und brechen wie ein Vulkan hervor. Bei den trockenen Ekzemen schließt sich der Mensch von außen der Welt gegenüber ab. Die oberen Hautschichten verhärten sich, um einen Schild zu bilden, und schilfern ab. Die Haut wird wie ein fremder Gegenstand, sie gehört einem nicht mehr recht an. In beiden Fällen ist es nötig, die Haut als Atmungsorgan wieder in ein harmonisches Gleichgewicht zwischen sich und der Welt zu bringen.
Rudolf Steiner beginnt einen grundlegenden Vortrag mit den Worten:

«Im Leben kommt es darauf an, dass die Beziehungen des Menschen zu seiner Umwelt in der richtigen Weise geregelt werden.»[14]
Um dieses zu tun, ist es wesentlich, zunächst das Interesse für die Sinneswahrnehmungen in einer gesunden Weise wieder zu wecken. Das kann am besten durch das toneurythmische Element des Rhythmus geschehen, wo es darum geht, mit den kurzen Tönen (nach vorne bewegt) in die Welt hineinzukommen, wach zu werden für die Sinneswahrnehmungen, und mit den langen Tönen (nach hinten bewegt) sich durch partielles Einschlafen von der äußeren Welt zu lösen.[15] Durch die Wechselwirkung des Schnell – Langsam («kurz – lang»), des Aufwachens und des partiellen Einschlafens, kommt das Ätherische am Menschen zum Vorschein.[16]
Rudolf Steiner weist darauf hin, dass wir keine Sinneswahrnehmungen haben könnten, wenn wir nicht den Schlaf hätten, der uns immer wieder von der Sinneswelt distanziert.[17]
Es ist hier auch aufschlussreich, was Rudolf Steiner über den geheimen Zusammenhang zwischen dem Verhalten des Menschen der Umwelt gegenüber und seiner musikalischen Fähigkeit sagt:
«Wir finden Menschen, welche gewissermaßen durch das Leben gehen und nicht recht berührt werden von dem, was um sie herum vorgeht, während andere Menschen durch das Leben gehen und eine so offene Seele haben, dass sie stark berührt werden von dem, was um sie herum vorgeht (...). Stumpflinge und gewissermaßen mit aller Welt mitfühlende Menschen gibt es (...). Musikalische Menschen sind diejenigen, die in einem vorigen Leben ... mit allem mitgehen konnten. Das verlegte sich in das Innere, und dadurch entstand im Innern jene rhythmische Übergangsfähigkeit, die die musikalische Seele gibt. Dagegen werden Menschen, die in früheren Leben an den äußeren Ereignissen stumpflich vorbeigegangen sind, nicht musikalisch.»[18]
Es ist in der heutigen Zeit, unter anderem auch durch das Aufkommen des Films und Fernsehens, eine zunehmende Dumpfheit des Mitfühlens und des feinen Wahrnehmens – dieses innerlich den Wahrnehmungen Entgegengreifens – aufgetreten. Anfang der fünfziger Jahre trat die sogenannte «Fernsehkrankheit» auf. Durch das Hinglotzen auf die an das Auge herangeführten Bilder entstanden erhöhte Verstopfungsbeschwerden. Zwar sind diese physischen Er-

scheinungen heute nicht mehr in diesem Maße vorhanden, jedoch ist die seelische Dumpfheit umso stärker geworden. Schon 1919 bemerkte Rudolf Steiner:

«Wir erleben es heute, wenn man uns mit einer feurigen Zange brennt. Dazu reicht noch die Feinheit unseres Empfindungsvermögens aus.»[19]

Bei den Hautpatienten geht es nun darum, dass der ganze Mensch als waches Wahrnehmungsorgan durch die Eurythmie in gesunder Weise angesprochen wird. Rudolf Steiner sagt im Toneurythmiekurs:

«Nun kann der Mensch für alles, was er durch irgendein Sinnesorgan erfasst oder was er durch ein Sprachorgan ausdrückt, für alles das kann er auch den ganzen Leib verwenden, sein ganzes Menschenwesen. In der eurythmischen Gebärde wird einfach der ganze Mensch Sinnesorgan. Und das Gesamtfühlen, das den Körper durchwellt und durchbebt, wird Erregung und Wahrnehmungsorgan – das Gesamtfühlen mit dem Werkzeug der menschlichen Wesenheit selber.»[20]

Vorbereitende Übung

Wir beginnen unsere Übungen, indem wir den Rhythmus folgenderweise vorbereiten:

1. Der Patient empfängt vom Heileurythmisten eine Kupferkugel. (Es kann auch ein anderer Gegenstand sein, z. B. ein Tannenzweig, eine Frucht, ein Stein. Kleinere Gegenstände, wie Murmeln, Nüsse oder Kieselsteine, bringen den Patienten mehr in die Fingerspitzen. Das ist gut für Menschen, die nichts mehr in den Fingern spüren können, z. B. vom vielen Maschineschreiben. Kupferkugeln, die innen Metallfedern enthalten, machen nervös – können jedoch gut sein bei Menschen, die kein Gefühl mehr in den Armen haben.) Er wird *berührt*. Man kann den Gegenstand auch in die Hand des Patienten fallen lassen. Er wird stärker berührt. Er tastet den Gegenstand ganz bewusst ab. Er entdeckt alles Mögliche daran – sieht, hört, spürt, usw.
2. Der Patient *greift* nach der Kugel, welche in der Hand des Heileurythmisten oder auf dem Tisch liegt. Er spürt, dass die Kugel

leichter geworden ist dadurch, dass er mit seinem Willen engagiert war.
3. Der Patient lässt die Kugel passiv in seinen Schoß fallen. *Er lässt los.*

Durch diese drei Tätigkeiten: *Berührtwerden, Greifen, Lösen*, werden Wille und Wahrnehmung in einen Wechselrhythmus gebracht. Immer sollte man mit dem Berührtwerden anfangen – damit man erst in ein staunendes Wahrnehmen kommt – und dann übergehen in das aktive Teilnehmen an der Welt durch das Greifen.

1. TONDAUER

Jetzt legt der Patient die Kugel in den Schoß. Es werden folgende Rhythmen gespielt:

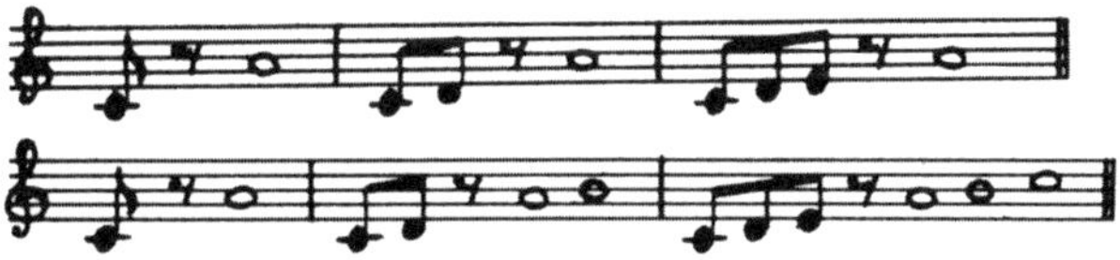

Auf die Kürzen wird die Kugel ergriffen und von einer Hand in die andere gegeben mit ganzem Interesse, vor allem, indem der Blick darauf gerichtet ist. Bei den Längen wird die Kugel in den Schoß fallen gelassen. Die Gebärde öffnet sich nach hinten in die Welt der Ausdehnung, die Welt des Schlafes; die Augen schauen in die Ferne, können aber auch manchmal geschlossen werden.
Dann wird dasselbe im Gehen gemacht. Die Kugel bleibt bei den langen Tönen in der Hand.

2. DREIKLANGGEBÄRDEN

Mit der nächsten Übung kommen wir zu einem Atmen zwischen dem Nach-außen- und Nach-innen-Strömen der Dur- und Moll-Dreiklanggebärden.
Als *erste Gebärde* schreiten wir mit dem rechten Fuß «möglichst empfindungsgemäß»[21] vorwärts.

Als *zweite Gebärde* begleiten wir diese Bewegung, die wir gemacht haben, mit der rechten Hand, indem wir die Hohlseite nach außen richten und sie in der Richtung des ausschreitenden Fußes nach vorne bewegen. Der Bewegungsstrom geht über die rechte Schulter außen am Arm entlang zur Außenseite der Hand.
Als *dritte Gebärde* bewegen wir den linken Arm so, dass wir mit der Mittelhand den rechten Unterarm berühren – wie «hinstoßen» an den rechten Arm, so dass die Bewegung des rechten Arms festgehalten wird. Dadurch entsteht die «Gestaltung» des Akkordes. Wir haben:

1. eine «Innere Erregung»:	im Schreiten, im «Herausgehen»;
2. ein «In-sich-Bleiben»:	in der Bewegung, eine «Bekräftigung des Herausgehens»;
3. ein «Nach-Außen-Abschließen»:	in der Gestaltung, ein «Festhalten der Bewegung».[22]

Wir empfinden diese Dreiheit als ein Ganzes. Bei der Moll-Dreiklanggebärde bewegen wir uns entsprechend nach links hinten: Die erste Gebärde, das Schreiten, empfinden wir als die Intervall-Stufe der Prim, die zweite Gebärde als die Intervall-Stufe der Terz. Hier kommt der Bewegungsstrom von der Innenseite der Hand her, innen am Arm entlang, herein. Bei der dritten Gebärde bildet der rechte Arm den Quint-Abschluss, indem die Mittelhand den linken Unterarm berührt.

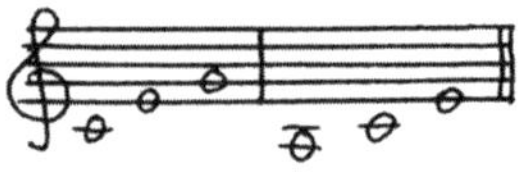

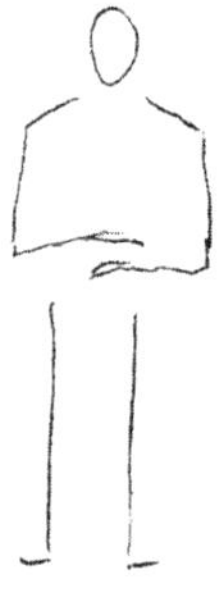

Wir achten nun vor allem auf die Gleichgewichtslage zwischen den beiden Akkord-Gebärden, indem wir beim Übergang von einer zur anderen das «*Umdeuten*» zu erleben versuchen. Dieses beschreibt Rudolf Steiner im ersten Vortrag des Toneurythmiekurses.
Die Hände schweben übereinander mit den Handflächen nach unten. Wir spüren unser

Gewicht in der Mitte. Der Quint-Arm ist auf dem Wege, Terz-Arm zu werden, während der Terz-Arm Quint-Arm wird. Damit betonen wir die Grenze zwischen innen und außen. Es kommt, wie bei einer alten Waage, das Zünglein mit dem Waagestock zur Deckung.
Später kann man die Akkordgebärden auch so gestalten, dass man die Oktave mit dem Terz-Arm hinzufügt, ohne die Akkordgebärde aufzulösen.

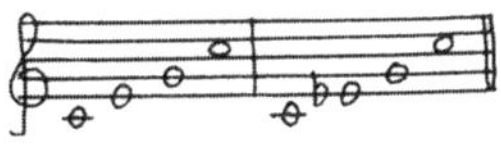

Wir achten bei der Akkordgestaltung auf den Schleier der Eurythmiefigur, wie er sich beim Dur nach rechts vorne bewegt, von der Gestalt weg, und sich wie vom Arm ablöst. Beim Moll dagegen kommt er uns einhüllend entgegen. Das linke Schulterblatt klingt auch mit, man lauscht wie in eine Muschel in sich hinein. Auch hier dürfen wir nicht vergessen, dass die gestaltende Kraft des Astralleibes hinten zwischen den Schulterblättern hereinströmt und von dort in die Bewegung führt.

a) Intervalle

Als zentrale Übung folgt nun das *Quinten-Intervall.* Um das Erlebnis der Quinte als atmende Grenze zwischen innen und außen zu unterstärken, fügt man zu der Quinte die Terz hinzu, die ganz in unserem Inneren erklingt, innerhalb der Haut, und die Septime, die uns aus uns herauszieht in die Peripherie – außerhalb der Haut. Von

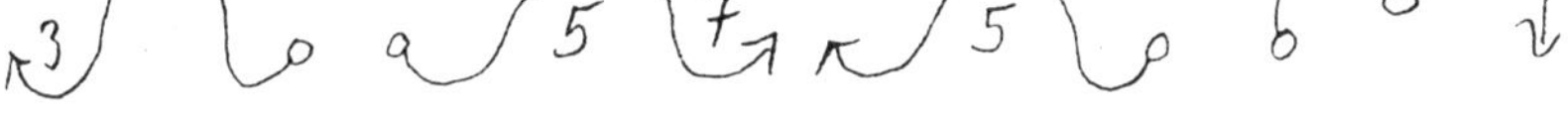

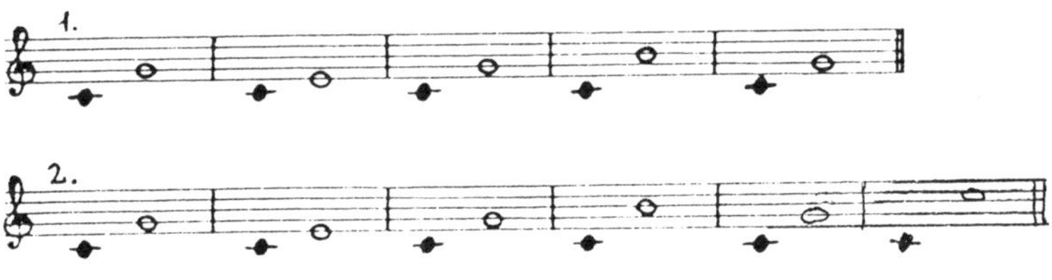

der Septime kehren wir zu der Quinte zurück, um dann mit der Oktave das Ganze abzuschließen. Die Quart und Sext werden ausgelassen, um den beweglichen Atemraum um die Quinte herum deutlicher spüren zu lassen. – Als Raumform kommt eine rhythmisch-schwingende Bewegung zustande, die daran erinnert, dass die Intervallformen Rhythmusformen sind.[23]

Dieselbe Intervallfolge wird mit den Beinen (siehe Kap. III, S. 40 bis 42) gemacht, vorwärts und rückwärts. (Zwei Oktaven tiefer gespielt.)

Vorwärts: rechtes Bein: Quint, dann mit diesem Bein in den Schritt («stellen»);
linkes Bein: Terz, dann mit diesem Bein in den Schritt («stellen»);
rechts wieder: Quint;
links: Septime;
rechts wieder: Quint.

Rückwärts: dasselbe mit dem anderen Bein, so dass die Quinte links ist. Dann entsprechend mit dem jeweils anderen Bein.

Die Oktave kann so gemacht werden, dass man mit geschlossenen Füßen rückwärts auf eine Stufe springt. Man kann aber die Oktave in der Bein-Reihenfolge auch weglassen.

Dann wird dasselbe wieder mit den Armen gemacht, wie oben.

3. C-DUR-SKALA (TÖNE)

a) Konkordanzen

Wichtig ist für den Hautpatienten, dass er sich nicht nur «wohlfühlen kann in seiner Haut», sondern dass sein Bewusstsein darauf gelenkt wird, wie er als ganzer Mensch in einem kosmischen Zusammenhang darinnen steht.

Was nötig ist, um den ganzen Menschen erfassen zu können, deutet Rudolf Steiner in folgenden Worten an: «Nun kann man nicht den Menschen in seinem Wesen wirklich schauen, wenn man ihn eingeschlossen sich denkt in seine Haut, wenn man der Täuschung unterliegt, dass das nur mit dem Menschen etwas zu tun hat, was da in äußerer physischer Gestalt vor einem steht, wenn man einen Menschen mit Augen schaut. Wer einen Menschen wirklich kennenlernen will, der muss aus diesem herausgehen, was innerhalb der Haut eingeschlossen ist, und das menschliche Wesen als ausgebreitet im ganzen Weltenall ansehen. Er muss die geistige Fortsetzung außer der Haut wirklich ins Auge fassen.»[24]

Somit sind wir genötigt, uns an die Urquellen des ewigen Wortes zu wenden, dorthin, wo Sprache und Musik als eine Totalität, als ein Ganzes erlebt werden können. Wir kommen zu den Verhältnissen zwischen den Elementen der Sprache und der Musik – zu den Konkordanzen:

«Wenn wir in dem Hinüber- und Herübergehen aus der tonlichen in die Sprachwelt und zurück diese ständige Umstülpung unseres Bewusstseins zustande bringen, die darin liegt, dass der Laut *am* Menschen erscheint, der Ton aber *durch* den Menschen erscheint, so können wir durch die lautliche Gebärde das ‹Verhältnis des Menschen zur Welt› ausdrücken, durch die musikalische Gebärde sein ‹Verhältnis als seelisch-geistiger Mensch zu sich selbst›. Wenn wir es wagen, im Sprachbereich über den Vokal hinaus zum ihm entsprechenden Konsonanten vorzustoßen, im Musikalischen durch das Intervall bis zum Ton zu gelangen, so werden wir im übenden Herstellen dieser Wechselbeziehungen wirklich zu einem Wanderer durch verschiedene Welten: vom Naturraum der Konsonanten durch den Empfindungsraum der Vokale führt der Weg über die Grenzschwelle nach innen in den Seelenbereich der Intervalle und weiter in das Einwirkungsgebiet geistiger ‹Richtstrahlen› im Bereich der Töne. – Hier schließt sich, in tätiger Differenzierung, die Doppelwesenheit Sprache-Musik zusammen. *Der Mensch ‹ist in dem, was er* lautlich und tonlich offenbart, ganz darin enthalten›. Er spricht sich selber aus in dieser nur ihm vorbehaltenen Ausdrucksform: In seiner Äußerung durch Ton und Wort wirkt die ‹Ursprache›, die eigentlich ein ‹Urgesang› war, im Nachklang fort.»[25]

Wir beginnen unsere Übung mit dem Ton *c*. Wir stimmen uns ein in die Richtstrahlen, die uns von der Region des Tierkreises entgegenkommen. Von dort strömt die Kraft, die uns zum Instrument bildet, hinten zwischen unseren Schulterblättern in uns ein, und wir können antworten mit der Tongebärde. Wir werden ganz zu diesem

Ton *c*. Dann verwandeln wir unser Bewusstsein, indem wir uns umstellen auf die Qualität des Intervalls als Stufe. Wir führen die *c*-Gebärde über in die Prim-Gebärde.

Jetzt kommen wir beim Überspringen der inneren Schwelle – wie über einen Abgrund – in den Bereich der vokalischen Sprachwelt – U. Ein nächster Schritt führt uns zu der Gestaltung der sprachlichen Konsonanten im Zusammenarbeiten der Atemluft mit dem äußeren Luft-Element. Vom U kommen wir zum W. Dann machen wir diese Reihenfolge: *c* – Prim-Sprung (oder Schritt) vorwärts – über die Grenze – U – W; wieder zurück: W – U – Sprung (oder Schritt) rückwärts – Prim – *c*. Und so durch die ganze Skala hindurch.[26] (Die drei Vokal-Konsonanten-Entsprechungen U-W, A-R, I-L sind von Rudolf Steiner angegeben. Die anderen wurden von Lea van der Pals aus den eurythmischen Lautbildungszusammenhängen gefunden.)

C –	Prim	– Schritt	– U	– W
D –	Sekund	– Schritt	– O	– B
E –	Terz	– Schritt	– A	– R
F –	Quart	– Schritt	– Ö	– G
G –	Quint	– Schritt	– E	– S
A –	Sext	– Schritt	– Ü	– F
H –	Septim	– Schritt	– I	– L
C –	Oktav	– Schritt	– U	– W

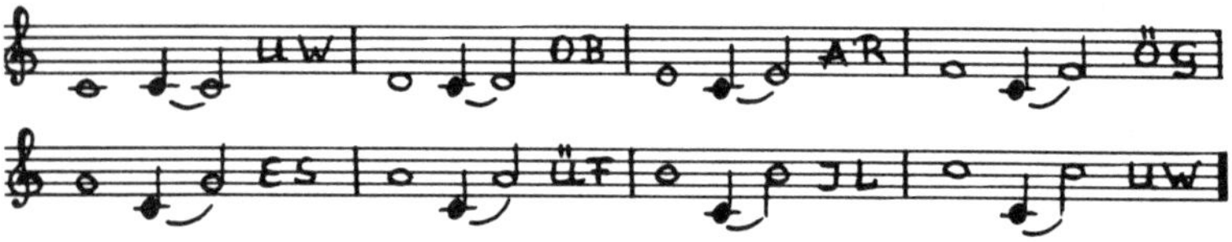

Für die gegensätzlichen Tendenzen der Hautkrankheiten müssen wir Folgendes unterscheiden:

Bei *trockenen Ekzemen*, bei denen die äußeren Schichten zu wenig vom Leben durchdrungen werden und nach außen abschilfern, sind die belebenden, das regenerierende Leben ansprechenden Intervalle am Platz, die von uns eine innere Tätigkeit fordern:

Intervall – Vokal – Konsonant
Konsonant – Vokal – Intervall

Bei *nässenden Ekzemen*, bei denen die inneren Schichten der Haut überaktiv sind, ist es wichtig, die formgebende Kraft der Töne wirken zu lassen:

Ton – Vokal – (Konsonant) – Vokal – Ton

Die Skala der Töne kann auch auf große geometrische Formen geschwungen werden, z. B. auf einen Fünf- oder Siebenstern oder auf eine solche Form:

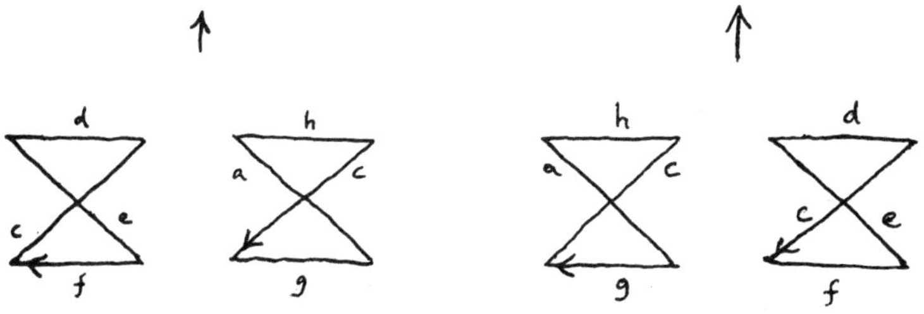

Mit einem großen Atem füllen wir die geschwungenen Bewegungen, die wie strahlende Posaunentöne sichtbar erklingen. Die Töne werden von starker Lichtkraft getragen, welche wir vom Rücken ausgehend fühlen. Sollte der Patient solche Formen nicht laufen können, kann er die Töne und Sprünge stehend ausführen. Sollte er mit der oberen Dur-Zone Schwierigkeiten haben, kann er die Töne klein machen. Alle Übungen, die in Dur angegeben sind, sollten möglichst nicht in der Moll-Zone ausgeführt werden.

Um die Konkordanzenreihe in ihrer ganzen Tragweite erfassen zu können, möge zum Schluss folgender Aufsatz von Lea van der Pals dienen:

«*Konkordanzreihe*

Ton – Intervall – Vokal – Konsonant

Der Mensch als geistig-seelisches und lebendig-leibliches *Doppelwesen* bringt die kosmischen Einwirkungen in zweifacher Weise zum Ausdruck, welche er vom oberen und unteren Devachan mitbringt im Erwachen und im Geborenwerden.

Die *Weltenmusik* wirkt konstituierend in ihn herein vom Sternenumkreis, bewirkt das vom Rückgrat zur Peripherie strahlig hinausführende Nervensystem: Die Leier des Apollo, auf welcher der Kosmos im Menschen ertönt. Im embryonalen Kreiszustand haben wir

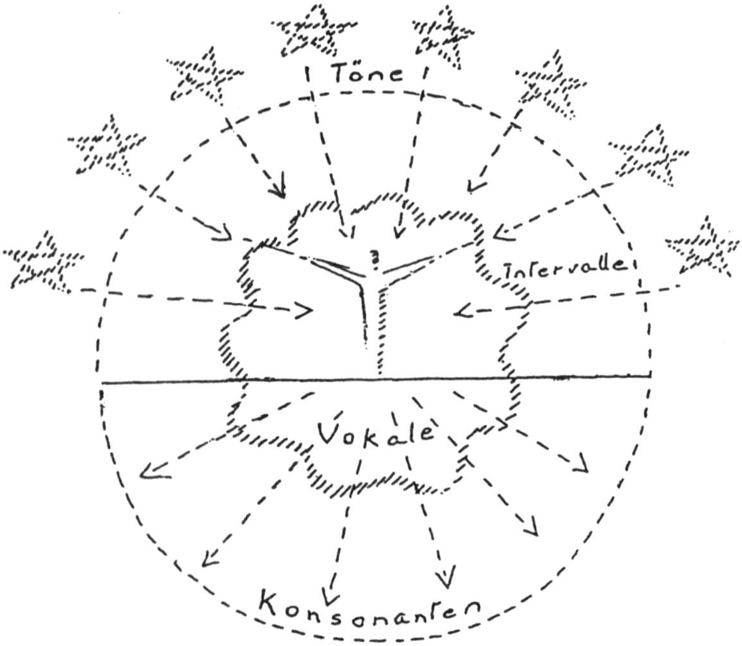

das Abbild des ‹Urmenschen› im Tierkreis, der Urimpuls seiner Bildung liegt im ♌ (Herz: Mitte).
Die eurythmischen Gebärden der *Töne* machen diesen Strahlenkreis der Sternlinien sichtbar, verbinden menschliche Mitte (Rückgrat) mit dem Sternenumkreis (Tierkreis). Der *Ansatz* dazu ist die Einstrahlungsstelle des Astralleibes zwischen den Schulterblättern (6. Brustwirbel), von wo aus die Arme in die Gebärde gehoben werden (auch die Sprünge müssen von dort angesetzt werden!). Das ganze Instrument tönt. Ein Ton (der Skala) nach dem anderen wird sichtbar, erscheint *durch* den Menschen. Wenn die Weltenmusik tiefer in die menschliche Wesenheit hereinwirkt, trägt sie die plastizierenden Kräfte (des Klangäthers) vom Umkreis herein bis zur Knochenbildung: Die Gliedmaßen werden von der Peripherie ‹hereingestrahlt›, von ‹außen› mit der embryonalen Leibgestalt verbunden: sie sind plastisch differenziert als Instrument, das die den Menschen innerlich aufbauende ‹Stufenskala› in der Bewegung der Intervalle sichtbar machen kann. Auf diesen ‹Stufen› spielen die

Wesensglieder und werden durch die Intervallbewegungen *durch* den Menschen nach außen sichtbar gemacht. Der *Ansatz* dazu liegt wieder zwischen den Schulterblättern hinten am Schlüsselbein. Das ‹tätige Gefühl› füllt den Innenraum des rhythmischen Menschen und gießt sich *durch* das Instrument der Glieder in die einen *sphärischen* Raum bildende und erfüllende Bewegung.
Dieser ‹Intervallraum› muss erst geschaffen werden, er hat nichts gemein mit dem Raum der drei Dimensionen. Doch bewegt sich der Eurythmist in diesem äußeren Raum.
Als ordnende Stütze kann der (ganz unphysische) Kreuzungspunkt der drei Koordinaten der menschlichen Gestalt erlebt werden. Dieser ist aber frei gegenüber dem äußeren räumlichen Koordinaten-Kreuz.
Wenn die *höheren* devachanischen Kräfte noch *tiefer* in die Menschenwesenheit hineinwirken und ihr innerlich Bewegliches ergreifen (Blutbewegung und Atem), so formen die mitgeführten planetarischen Kräfte an der inneren Organisation (Organe) und teilen deren differenzierte Empfindungsmöglichkeit dem Ausatmungsstrom mit. Der trägt die durchseelte, von der Blutwärme durchpulste Innenluft nach außen. Dort entsteht in der Begegnung mit der Bewegung der Außenluft der tönende Vokal, durch den das Innere (Seelische) des Menschen zum *Ausdruck* kommt. In den eurythmischen Vokalgebärden wird das innerlich Tönende herausgetragen, erscheint *am* Menschen als tönende, beseelte Gestalt (diese kann *farbig* erlebt werden). Der Ansatz liegt *vor* der Ebene, welche durch das Koordinaten-Kreuz hindurchgeht, an der Außenfläche des inneren ‹Freiheitsraumes› (das kann gegebenenfalls auch ‹hinten› erlebt werden). Im Vokal spricht die empfindende Seele sich tönend *‹aus›*. Der *Impuls* zum Sprechen wird aber immer vom ‹Ich› gegeben.
Wenn der Sprachimpuls des ‹Ich› noch intensiver nach Verwirklichung strebt, stößt er durch bis zum Ergreifen der Bewegungskräfte, die in der Welt der Naturelemente gestaltbildend walten. Die Elemente leben als ätherische Bildekräfte (Ätherarten) im menschlichen Ätherleib. Im Ätherleib liegt die Fähigkeit der Nachahmung, er bringt die körperlichen Sprachorgane zum Mittun der Naturbewegungen; die Bewegungsorgane des Menschen ahmen nach, bilden ab, können sogar weiter umbilden. Im eurythmischen Konso-

nantenbilden ist der Weltschöpfungsprozess im Nachbilden ergriffen. Der Ansatz liegt nun ganz an der Außenfläche der menschlichen Körpergestalt in der Begegnung mit den Elementen-Kräften, die gemäß ihrer Art rückwirken. Der *Impuls* geht auch hier aus vom *Ich*, das sich ausdrücken will. Der Mensch ‹äußert› sich, seine Sprache erscheint ‹*am*› Menschen.

Ton: ‹Ich im Geiste› ergreift die Knochengestalt – *tönende Architektur.*

Intervall: Der Astralleib durchströmt das Knocheninstrument – *singend-tönende Plastik.*

Vokal: Die Seele gestaltet sich ihren Ausdruck im Astralisch-Ätherischen (Muskeltonus) – *farbig-bewegte Form.*

Konsonant: Das Ich (‹in der Inkarnation›) schafft sich sein Werkzeug im Widerstand des Ätherisch-Stofflichen (Muskelspannung, Charakter) – *lebendig-bewegte Plastik.*»[27]

Bei den Hautkrankheiten ist es wichtig, dass der Patient sich als Mensch in den ganzen kosmischen Zusammenhang hineingestellt fühlt – in den Strom, der uns von den Sternen her entgegenströmt und durchkraftet – und somit seine verlorene Heimat findet.

Zirkulationsstörungen

III. GROSSER KREISLAUF

Ich und Ätherleib

Zentrale Stauung

Mit der Blutzirkulation kommen wir in das zentrale Gebiet der menschlichen Organisation. Wollen wir in der Musik das entsprechende Element finden, in welchem die Urbewegung alles Lebens aufklingt, so kommen wir zu dem Ausdehnen und Zusammenziehen des Dur und Moll, der Sphäre des Harmonischen, die im Mittelpunkt des Musikalischen lebt und «die alles durchdringende Herzkraft der Musik» ist.[28]

Wir wenden uns bei den Zirkulationsstörungen hauptsächlich an *dieses* toneurythmische Element in seiner Vielfältigkeit als Heilfaktor.

Bei der zentralen Stauung lässt sich ein Grund dieser Störung im Angstgefühl erkennen, auch wenn dieses weit im Leben zurückliegen kann, z. B. in der Kindheit, in der ein Mensch misshandelt wurde.

«Das Blut wird in das Zentrum zurückgestaut, um dort einen festen Mittelpunkt zu bilden, um den Menschen stark zu machen gegen die Außenwelt. Es ist die innerste Kraft des Ich, die das bewirkt.»[29]

Dasselbe geschieht beim Erblassen durch Furcht und Schrecken. Kalte Hände und Füße, zu wenig durchblutete Glieder sind Ausdruck der zentralen Stauung.

1. SPIRALEN MIT MOLL UND DUR

Wir beginnen unsere Übungen mit der aus- und einatmenden Gebärde des webenden Dur und Moll, wie sie in Kapitel I (S. 13) beschrieben ist. Bei einem Patienten, der sich schwer konzentrieren kann und sich leicht zerstreut, wäre es angebracht, in der Moll-Stimmung aufzuhören. Bei einem, der alles nach innen zieht und zur Schwermut neigt, könnten wir mit dem Dur aufhören.

Dann gestalten wir eine große aus- und einwickelnde Spirale im Raum zu auf- und absteigenden Dur- und Moll-Arpeggien. Wieder öffnen wir die Gebärde beim Dur und schließen sie beim Moll.

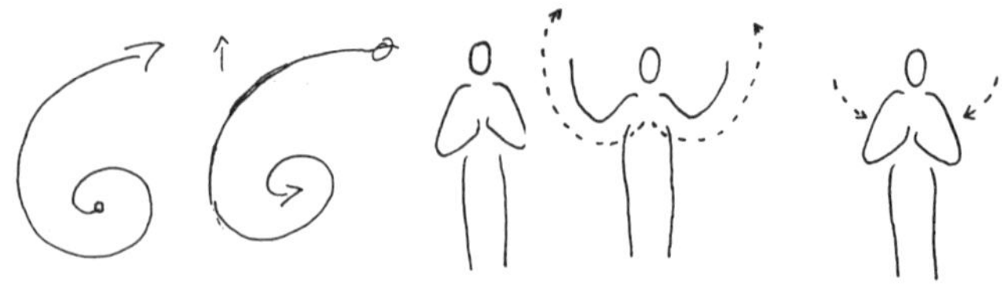

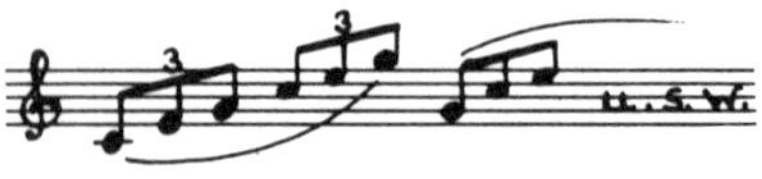

(siehe S. 114)

Menschen mit Bewegungsschwierigkeiten können die Spirale auch kleiner machen.

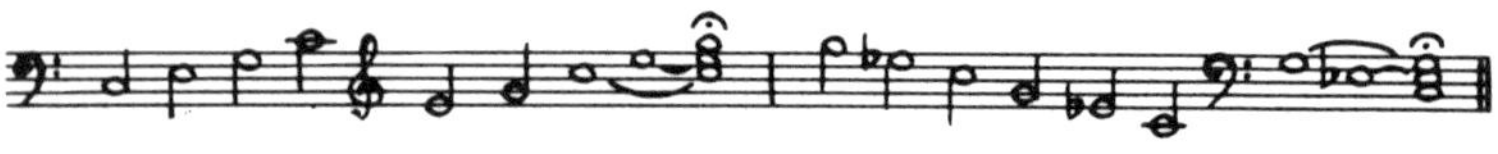

Im jeweiligen Ankommen münden wir dann in der Dur- bzw. Moll-Dreiklanggebärde auf den letzten drei Tönen der Arpeggien. Mit der Empfindung begleiten wir den Bewegungsstrom bis über die Gebärde hinaus. Draußen lassen wir ihn umkehren und ergreifen ihn in seiner Fülle, wenn er im Moll wieder auf uns zu- und in uns einströmt. Im Zentrum der Spirale geschieht etwas Ähnliches: die Bewegung kommt nicht zum Stillstand, sondern sie wendet sich – wie bei unserem Blut- und Atemstrom – wieder nach außen um.

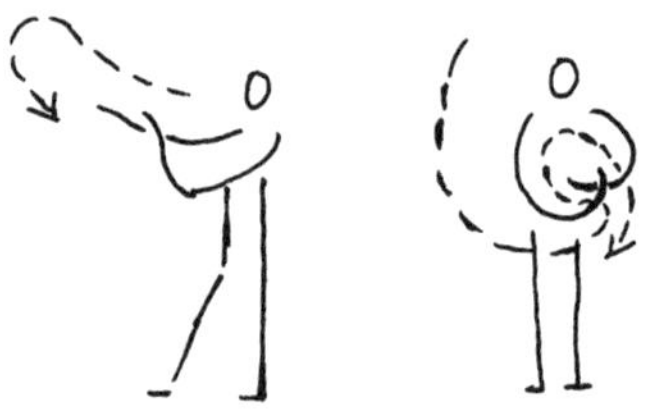

Die Erinnerung an das «Wellenreiten» auf den Strandwogen des Meeres bringt uns das Erlebnis dieses Aus- und Einströmens von einer anderen Seite nahe, wobei wir immer den Gegenstrom wahrnehmen können.

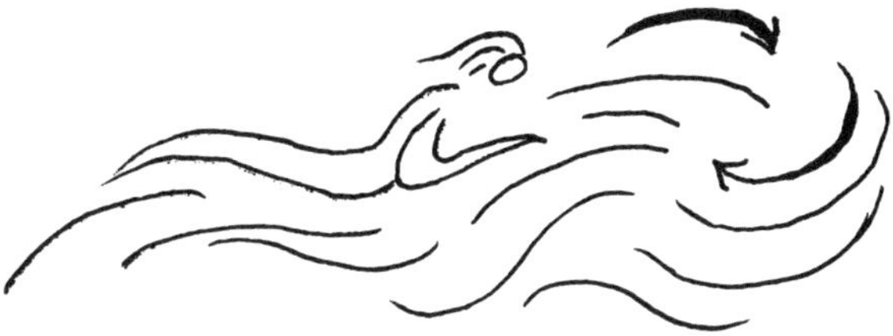

Damit der ganze Mensch das Moll- und Dur-Erlebnis verstärkt aufnimmt, gehen wir auch zu den entsprechenden Vokalstimmungen über. Das Erleben der Moll-Stimmung führt uns unmittelbar in die A-Gebärde, wenn wir erleben, wie die Welt an uns herankommt und wie wir ihr in Verwunderung gegenüberstehen.
In der E-Gebärde intensiviert sich das Moll-Erleben, indem wir uns dem starken Eindruck entgegenstellen mit der Empfindung: Ich bin auch da.
«Da ist es, wie wenn Sie ... sich gegen Kälte schützen durch ein schützendes Kleid. Da erhöhen Sie die Intensität Ihres Daseins.»[30]
In der Matthäus-Passion von J. S. Bach erreicht die musikalische Stimmung einen Tiefpunkt des Schmerzes in dem f-Moll-Rezitativ mit Choral (Beispiel S. 112). Wenn wir uns von einer solchen Stimmung berühren lassen, können wir in den Moll-Vokal-Erlebnissen die Wärme der Inbrunst spüren.
Wenden wir uns aber mit der Dur-Stimmung nach außen und verdichten diese bis ins Vokalische, so führt uns dieser Strom zur O- und U-Gebärde.
Im liebevollen Umfassen eines Wesens gehen wir mit der Seele aus uns selber heraus:
Im U, dem Laut der Sehnsucht, suchen wir nach unserem Ursprung. Wenn die Küher im Sommer auf hohen Bergen ihre Herden weiden, wo sie durch das Erleben der Himmelsnähe von Wonne erfüllt sind, ergreift sie die Lust nach dem Dur-Ton. So entstanden die alten Küherjodel, welche die Dur-Stimmung mit ihren Vokalen in schöns-

ter Weise zum Ausdruck bringen. Die Männer schwingen mit ihren Jubeltönen in der Tonhöhe hoch hinauf (siehe S. 113):
«Jo – u – u – u – i, jo u – i du – u – i»
Durch die ein- und auswickelnde Spirale bringen wir die beiden Gegensätze der Dur- und Moll-Stimmung – auch mit den Vokalen – in ein wechselndes Atmen, wobei wir den Bewegungsstrom durch unsere Mitte fließen lassen. Wir kommen zu dieser Reihenfolge, die wir ohne Unterbruch durchführen:

1. Mit Musik:
   Dur: Auswickeln im Raum und Spreizen in der Gebärde; zuletzt in die Dur-Dreiklanggebärde einmünden.
   Moll: Einwickeln im Raum, Ballen in der Gebärde; zuletzt in die Moll-Dreiklanggebärde einmünden.
   Dieses dreimal nacheinander.

2. Mit Sprache:
   O U auswickeln,
   A E einwickeln;
   dreimal hintereinander.

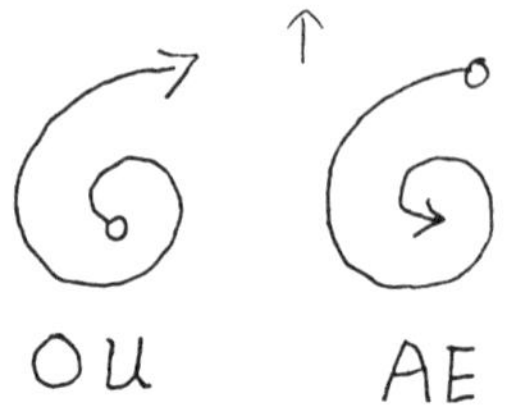

3. Mit Musik wie oben.

Dreiklangsbewegung mit Umdeuten

Nun konzentrieren wir dieses dynamische Geschehen auf die Akkordgebärden, wie sie in Kapitel II beschrieben sind (S. 24). Doch werden wir hier beim Übergang in der Balance nicht innehalten, sondern diese im Durchgang spüren, so dass der Strom nicht unterbrochen wird. So wird die zentrale Stauung wieder in Fluss gebracht.

2. MOLL-SKALA

Nun richten wir unsere ganze Aufmerksamkeit auf das Wärmezentrum des Moll-Erlebens. Indem wir die Töne der Moll-Skala gestalten, dringen wir in die gestaute Mitte ein und wirken lösend auf diese. – Es kann dadurch sogar die Menstruation ausgelöst werden.

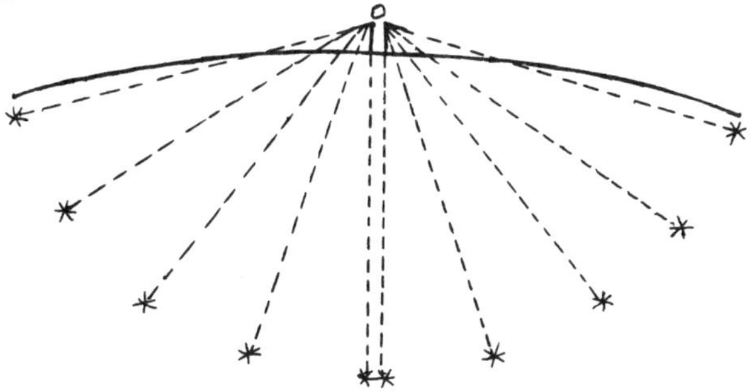

Die Kräfte der Sterne kommen uns durch die Wärme der Erde entgegen. Die zusammengezogenen Schritte bei *g, a, h* verstärken im unteren Bereich die Empfindung der Wärmekonzentration und der Verbindung mit der Erde.

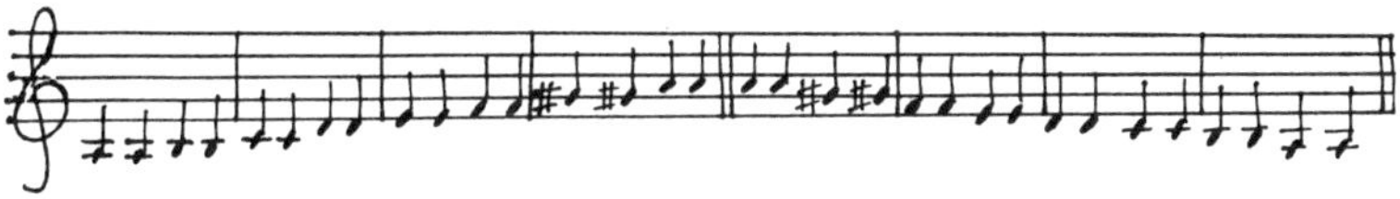

Wenn wir jeden Ton wiederholen und mit dem rechten Fuß beginnen, so werden wir den linken Fuß anziehen beim zweiten *a* und *h*. Mit *c, d, e, f* schreiten wir aus, bei *gis* wird wieder links angezogen, ebenso bei *a*. Abwärts führen wir die Skala rückwärts schreitend aus.

Eine zusätzliche Belebung kommt durch eine doppelt gebogene Form zustande, bei der wir hauptsächlich mit der linken Schulter zur Kreismitte hin orientiert sind.

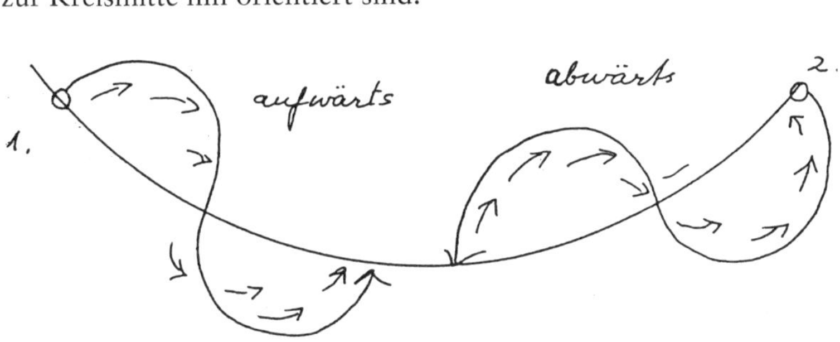

3. INTERVALLE HINAUF UND ZUM GRUNDTON ZURÜCK

Nun kommen wir noch zu den Intervallen, die wir *vom Grundton aus nach oben und wieder zum Grundton zurück* führen. Das aufwärtsgehende Intervall bilden wir stehend. *Wie* wir das Intervall zur Prim zurückführen, schildert Rudolf Steiner ausführlich nur bei der Septime und Sexte:

«Versuchen Sie es, ungefähr die Übung zu machen mit dem rechten Arm, die ich erst angegeben habe als die Septime-Bildung; jetzt versuchen Sie den Arm wieder still zu halten, aber vorwärtszuschreiten so, dass dieser Arm an der Stelle bleibt, wo er ist, und Sie also mit dem Körper dem Arm nachschreiten. Dazu müssen Sie den Arm im Gehen beugen. Der Arm muss an der Stelle bleiben, wo er ist, beziehungsweise die Hand muss an der Stelle bleiben, wo sie ist, indem Sie vorwärtsschreiten. Die Übung ist so zu machen, dass der Arm, die Hand, dort bleibt, wo sie ist, und Sie mit ihm zusammenkommen. Das muss dann geübt werden.

Jetzt versuchen Sie die andere Übung: versuchen Sie die Hand im Schreiten dahin zu bringen, dass Sie sie etwas zurückziehen, aber nicht sehr stark. Nun haben wir zwei Übungen. (...) Die erste Bewegung, die ich eben gezeigt habe, für die Aufeinanderfolge: Septime-Prim; die zweite Bewegung für die Empfindung: Sexte-Prim, die Klänge etwa hintereinander gedacht. (...) So bekommen Sie die Möglichkeit, Bewegung in die Geste hineinzubringen.»[31]

Diese Schilderung kann man auf die anderen Intervalle übertragen.

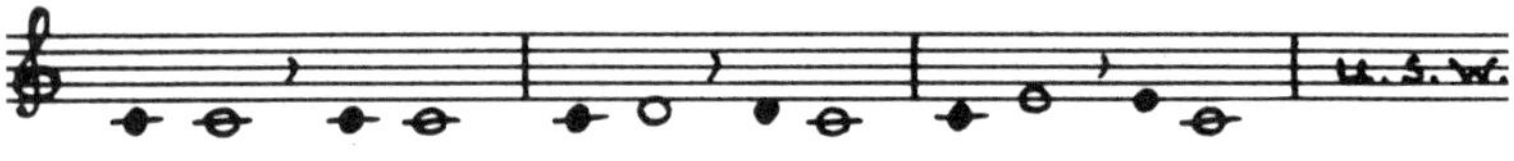

a) Intervalle mit den Armen

Wir fangen bei unserer Übung mit der aufsteigenden Prim an, die dann zum Grundton zurückgeht. Der Bewegungsstrom geht aus von der Ansatzstelle hinten zwischen den Schulterblättern, fließt dann hinten am Schlüsselbein entlang und mündet als Kraftantrieb in dem Punkt, wo die Achsel sich heben und drehen kann.

Von da aus ist der Weg offen für die weiteren Intervalle. Bei der aufwärts gehenden Prim kann man ein aufsteigendes Tonhöhegefühl erleben, obwohl der Ton äußerlich der gleiche ist. Es strömt eine leise innerliche Bewegung von einer Seite des Schlüsselbeins zur anderen. Die ganze Gestalt wird zur Prim. Wir sind wie in einem Urgrund darinnen zwischen den beiden Tönen.
Im *Zurückgehen zum Grundton* «schlucken» wir die Prim-Bewegung sozusagen auf, indem wir uns mit einem kleinen Schritt nach vorne bewegen. Damit strömt die Wirkung der Prim in uns ein. Wir identifizieren uns damit. Dieses «Antönen» an unser Instrument wirkt schon bei der Prim belebend auf unsere Gestalt.
So bilden wir jedes Intervall: Der Bewegungsablauf des zum Grundton zurückgehenden Intervalls besteht aus drei Momenten:

1. Das Bilden des Intervalls.
2. Das Anhalten der Gebärde.
3. Das Hingehen zur Gebärde.

Bei jedem Intervall wird unsere Gestalt auf eine andere Art belebt. Bei der zurückgehenden Sexte z. B. charakterisiert Rudolf Steiner diese Wirkung als ein «In-Regsamkeit-Versetzen». Die zurückgehende Septime wird erlebt als eine Bewegung, die «in einem gewissen Sinne Leben zurückwirft in das Leblose».[32] Bei der Oktave, die zur Prim zurückgeht, wird nach dem Bilden der Oktavgebärde das Schlüsselbein und somit die ganze Gestalt wie erhoben, um dorthin zu gehen, wo die Oktavgebärde gebildet wurde. Wir spüren über unserem Kopf einen ätherischen Kopf. Mit dem Heben des Schrittes wachsen wir so in diesen hinein, dass unsere physische Schädelwölbung mit der Wölbung des Ätherkopfes zusammentrifft. Wir erleben uns als größer und voller geworden. Im Stellen des Schrittes steigen wir wie auf eine höhere Stufe hinauf, um mit unserem höheren Ich wirklich erfüllt zu werden. Es müssen uns die Engel diese innere Aufsteigekraft leihen, denn so werden wir zu einer in die Zukunft hineinwachsenden Gestalt.
«Erst muss ich mein Bewusstsein in jenes andere Ton-Wesen verlegen, und dann mit meinem eigenen Tätigkeitszentrum, meinem ‹Grundton› *dorthin gehen, wo das andere ist*, d. h. mich damit *identifizieren*. Dann erlebe ich die Wirkung des Anderen in mir selber. Die Schilderung, die Rudolf Steiner von dieser Übung gibt, klingt einfach. Sie auszuführen, bedingt eine völlige Umstülpung

des Bewusstseins. Es ist wie ein Vorüben dessen, was wir ‹Intuition› nennen.
In manchen musikalisch-eurythmischen Tätigkeiten erleben wir etwas wie Abbilder ganz bestimmter seelisch-geistiger Zustände oder Geschehnisse. Wenn wir das Bilden einer Intervallbewegung erleben als *Tätigkeit* aus dem normalen irdischen Bewusstsein heraus, so können wir in der Bewegung für das zum Grundton zurücklaufende Intervall ein Abbild finden für jenen Bewusstseinszustand der Seele nach dem Tode, in dem sie sich mit allem, was sie hier auf Erden getan hat, identifizieren muss und seine Wirkung im eigenen Wesen erfährt.»[33]

b) Intervalle mit den Beinen

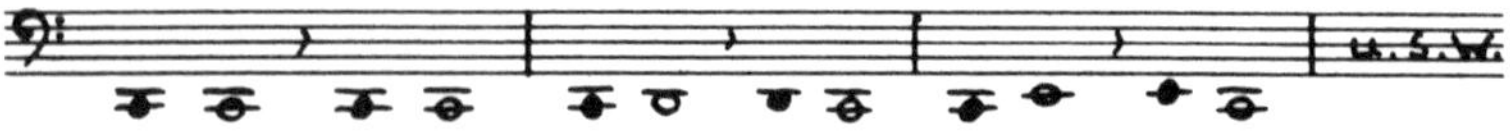

Wenn wir nun die Intervalle mit den Beinen machen, so schicken wir die Empfindung, die wir bei den Armen zu bestimmten Stellen der Knochen hinschickten, zu den entsprechenden Stellen der Beine. Der Ansatzpunkt für die Beine ist – wie für die Arme – zwischen den Schulterblättern. Der Strom geht von dort aus durch den Rücken hinunter in das Hüftgelenk, wo die *Prim* zum Erklingen kommt. In einem leisen Heben und Nach-vorne-Bewegen der Hüfte wird die Prim sichtbar. Das Bein wird – noch wie im Schlafe – mitgenommen.
Indem wir das aufwärts gehende Intervall mit dem Bein bilden, verdichtet sich die Luft in eine stützende, plastisch differenzierte ätherische Hülle. Wenn wir zum Grundton zurückgehen, steigen wir in diese Hülle hinein, indem wir einen Schritt machen. Wenn der Schritt gestellt wird, kommt die Hüfte räumlich über den Fuß, und das Gewicht kommt auf diesen zu ruhen. Es ist wichtig, dass das Knie dabei locker bleibt und dass das Bein nicht steif wird. In dem Moment, in welchem der Fuß die Erde wieder berührt, beginnt das Intervall auf uns zu wirken. Wir nehmen die Intervallkraft mit unserem Hüftgelenk auf. Die Empfindung steigt vom Hüftgelenk aus in das Schlüsselbein hinauf.

Bei der *Sekund* heben und drehen wir den Oberschenkel vom Hüftgelenk aus und lassen das Bein vom Knie ab passiv mitgehen. Man kann den Fuß leise so bewegen, dass die Sohle andeutungsweise der nach oben gewendeten Hand entspricht, aber ohne jegliche Spannung. Dann steigen wir mit dem gleichen Bein in den Grundton hinein.

Bei der *Terz* setzt sich die Bewegung nach unten fort: Bei der großen Terz nach vorne, ins Schienbein, bei der kleinen Terz nach hinten, ins Wadenbein.

Die Spannung in der Handwurzel und das Zusammengepresstsein der Finger bei der *Quart* können wir mit den Beinen zum Ausdruck bringen, indem wir den Fuß abwinkeln und die Ferse mit Kraft auf den Boden stützen. Die Zehen ziehen sich dabei, wenn möglich, zusammen. Um dann zum Grundton zurückzukommen, übernehmen wir das Gewicht mit dem ganzen Fuß.

Bei der *Quinte* geht der Bewegungsstrom durch das ganze Bein bis zum Mittelfuß. Ähnlich wie bei den Armen entsteht durch das Bein eine umhüllende Gebärde und eine Rundung im Fuß. Um zur Prim zurückzugelangen, steigen wir in die entstandene Hülle wie in ein Wärmebecken hinein, um so die Quintenqualität in uns wahrzunehmen.

Bei der *Sexte* lassen wir den Bewegungsstrom bis zu der ersten Partie der Zehen gehen. Mit einem beflügelten Gefühl, vom Rücken ausgehend, bewegen wir den Fuß in einem schwungvollen Bogen über außen.

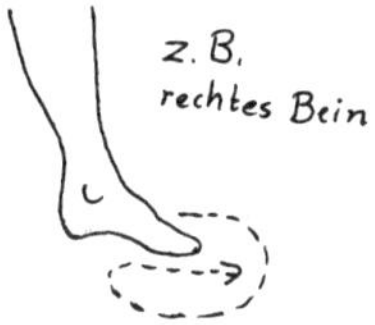

Um zur Prim zurückzugehen, machen wir einen angedeuteten Sprung nach vorne und landen mit der Hüfte über dem neuen Standort.

Bei der *Septime* schicken wir die Bewegung bis zu der äußersten Partie der Zehen. Es wird nicht nur der Fuß vom Gelenk her geschüttelt, sondern die Zehen bewegen sich ebenso mit. Das Zurückgehen zur Prim geschieht durch einen angedeuteten Sprung nach vorne. Wieder steigen wir so in die Wärmehülle mit der ganzen Gestalt hinein, um das «zurückgeworfene Leben»[34] in uns aufzunehmen.

Bei der *Oktave* können wir mit dem Fuß keine große Drehbewegung vornehmen, wie wir das mit der vollen Hand tun können. Wir

müssen die ganze Gestalt benützen, um in das Oktavenerlebnis hineinzuwachsen. Dafür hat Rudolf Steiner angegeben, mit geschlossenen Füßen nach rückwärts auf eine Stufe zu springen. Wenn wir die Oktave, die zur Prim zurückgeht, mit den Beinen gestalten, heben wir unsere Gestalt bei dem aufsteigenden Intervall, indem wir in einen Schritt übergehen und innerlich wachsen (man kann sogar ein bisschen auf die Zehen gehen). Wenn wir dann den Fuß nach vorne stellen, um die Wirkung der Oktave in uns aufzunehmen, erleben wir ein noch stärkeres Wachsen des ganzen oberen Menschen von der Hüfte aus.
Nachdem wir die Intervalle mit beiden Beinen ausgeführt haben, zuerst alle rechts, dann alle links, wiederholen wir sie *mit den Armen* wie oben.
Bei den aufwärts gehenden Intervallen verzichten wir in dieser Übung auf Intervall-Formen. Siehe auch: «Zu der eurythmischen TAO-Übung», S. 91.

4. DUR- UND MOLL-SPIRALE

Zum Abschluss wiederholen wir die Dur- und Moll-Spiralen (S. 33).

IV. GROSSER KREISLAUF

Periphere Stauung

Bei der peripheren Stauung des großen Kreislaufs fehlt die Kraft der Mitte, um das Blut von der Peripherie, wo es in den Gefäßen stecken bleibt, hereinzuholen. Langes Sitzen oder Stehen ohne Bewegung fördert die Störungen, deren Ausdruck Ödeme und Krampfadern sind. Unsere Aufgabe ist es, die Mitte zu stärken, so dass ihr «Ruf» kräftig genug sein wird, um in der Peripherie «gehört» zu werden.

1. SPIRALEN MIT MOLL UND DUR UND I-MITTE

Wir üben zuerst die Dur- und Moll-Spiralen und achten dieses Mal auf den Übergang *zwischen* den beiden Polaritäten, indem wir das *Gleichgewicht* betonen durch die Aufrichte.
Beim Vokalisieren wird dieses Erleben verstärkt in der Selbstbehauptung der I-Gebärde.

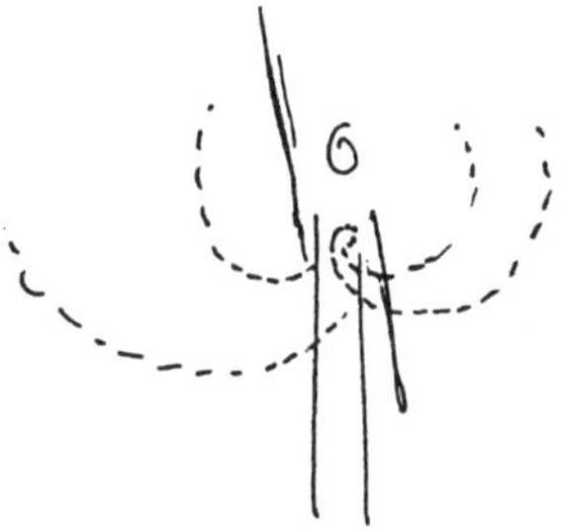

Wir führen diese stehend mit aller Überzeugungskraft aus. Sie bildet die strahlende Säule, um die herum das Aus- und Einströmen flutet. Wir kommen wieder zu derselben Übungs-Reihenfolge wie in Kapitel III, welche wir ohne Unterbruch durchführen, nur werden wir hier die Mitte betonen.

1. Mit Musik:

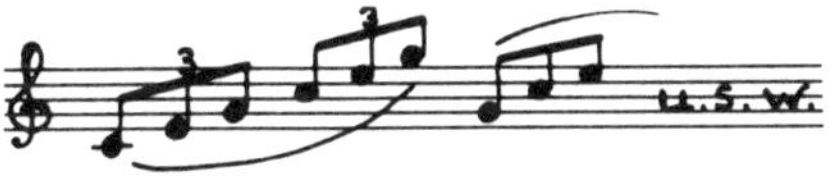

(siehe S. 114)

Dur: Auswickeln im Raum und Öffnen in der Gebärde; zuletzt in die Dur-Dreiklanggebärde einmünden. Gleichgewicht im Stehen, in der Gestalt.

Moll: Einwickeln im Raum, Ballen in der Gebärde; zuletzt in die Moll-Dreiklanggebärde einmünden. Gleichgewicht im Stehen, in der Gestalt.

Dieses dreimal nacheinander.

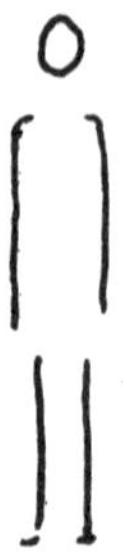

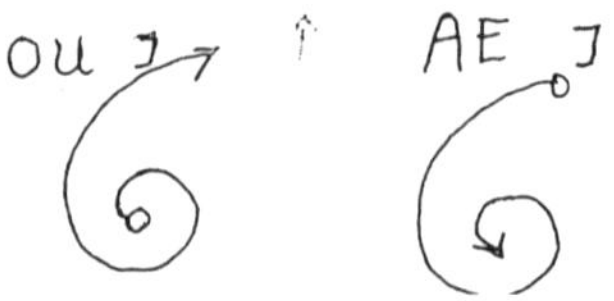

2. Mit Sprache:
O U Spirale auswickeln,
I im Stehen,
A E Spirale einwickeln,
I im Stehen.
Dieses dreimal nacheinander.

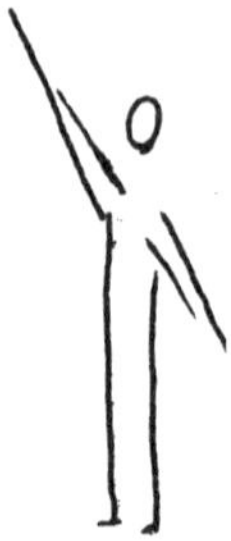

3. Mit Musik:
wie oben, dreimal.

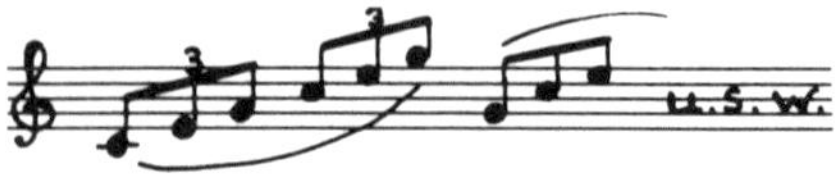

2. DUR-SKALA

a) Töne mit Schreiten und Springen

Während wir bei der zentralen Stauung unsere Mitte «bedrängten» durch die Moll-Skala, schicken wir jetzt aus der gestärkten Mitte die *Dur-Töne* zur Peripherie hinaus.

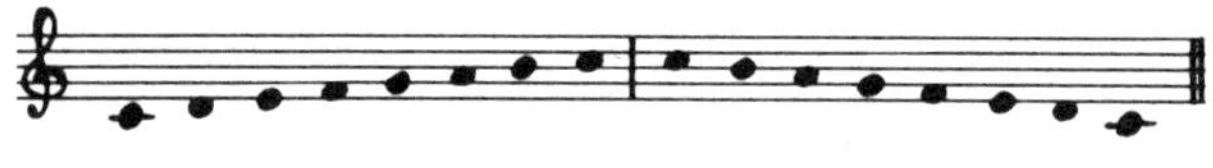

Mit der aufsteigenden C-Dur-Skala schreiten wir vorwärts, mit der absteigenden C-Dur-Skala schreiten wir rückwärts.
Besonders gut tun die graziösen Sprünge (auf *g, a, h*), denn die Natur des Patienten ist geneigt, sich der Schwerkraft und Formlosigkeit hinzugeben. Das Blut «sackt » sozusagen in den Gefäßen ab. (Bei Venenentzündung sollte jedoch nicht gesprungen werden.)

b) C-Dur-Skala auf Formen geschwungen

Die formgebende Kraft der Dur-Skala wird nun noch verstärkt, wenn wir sie auf großen *geometrischen Formen* energisch und gezielt schwingen lassen, wie im Kapitel II beschrieben. Glanzvoll – wie die «Nike von Samothrake» mit großen, offenen Flügeln – strahlen wir in den Raum hinaus. Die gesprungenen Töne – *g, a, h* – kommen am schönsten zum Ausdruck, wenn wir sie erst in der zweiten Hälfte des Weges vollziehen. Schon vor jeder Spitze der Form fühlen wir den Richtungswechsel voraus. («Das Künftige voraus lebendig.»[35]) Durch die Beherrschung dieser Doppeltätigkeit kann die Form kristallklar im Raum zur Erscheinung kommen (S. 117).

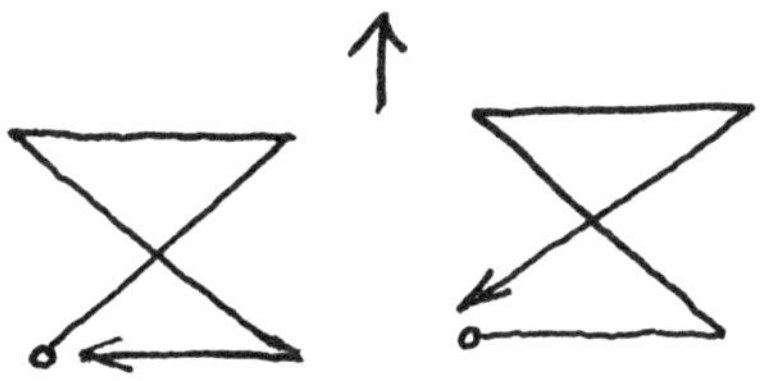

c) C-Dur-Skala mit Takt und Taktstrich

Da wir im toneurythmischen Element des *Taktes* «die Kräfte der Erde überwinden»[36], wirkt dieses Element auch auf die periphere Stauung, sowohl Aufrichtekraft gebend als auch von der Mitte zur Peripherie die Verbindung herstellend.
Diese Wirkung wird verstärkt, wenn wir den Takt mit der Dur-Skala kombinieren.

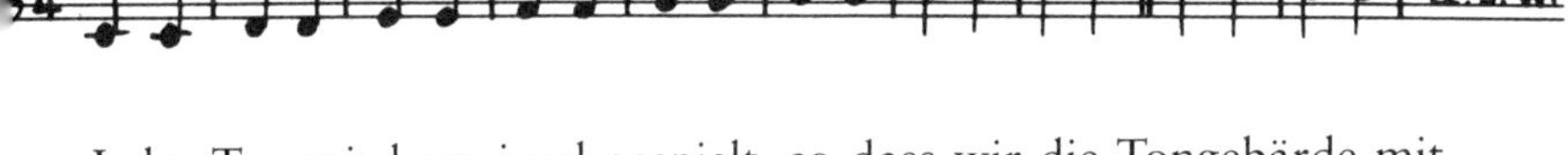

Jeder Ton wird zweimal gespielt, so dass wir die Tongebärde mit dem Schritt zusammen – rechter Arm, dann linker Arm dazu – bilden können.
Dazwischen kommen wir durch den *Taktstrich* immer wieder intensiv in unsere Mitte hinein, die wir wie einen Lichtquell erleben.

Offen dem hinteren Raum gegenüber, frei und souverän strahlen wir in die Tongebärden und in den Schritt, so dass unser ganzes Instrument hell zum Erklingen kommt.

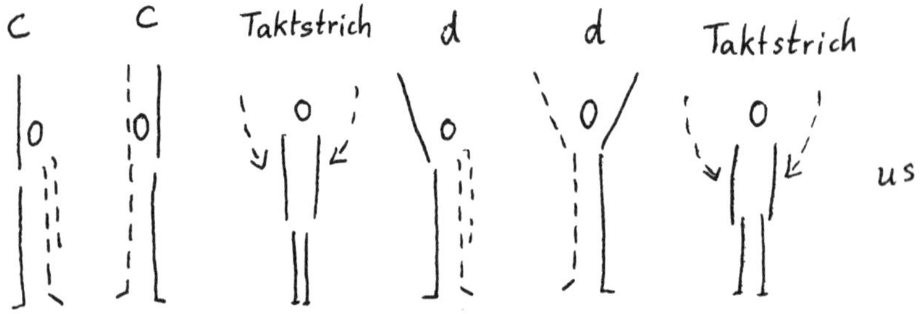

Im letzten Vortrag des Toneurythmiekurses erinnert uns Rudolf Steiner erneut daran, dass alles Musikalische, wenn es sich losringt aus dem menschlichen inneren Wesen, aus dem *Fühlen* kommt und – wenn Musik überströmt in die eurythmische Bewegung – auch alles, was in der Bewegung lebt, im Gefühl wurzeln muss. Er weist auf unsere Mitte als den Quellpunkt des Fühlens:
«Die Skala ist der Mensch, aber eigentlich der Mensch, insofern er seinen Brustkorb umschließt oder insofern der Brustkorb durch das Schlüsselbein seine Offenbarung nach außen findet. Die Brust hängt ja auch zusammen mit dem Fühlen und trägt das Mittelpunktorgan des Fühlens, das Herz, in der Mitte.»[37]
Als verbindendes Glied zwischen Zentrum und Peripherie können wir das Schlüsselbein ansehen:
«Es ist derjenige Knochen, der an seinem einen Ende in Verbindung steht auch mit der menschlichen Mitte und der ausläuft mit seinem anderen Ende, nachdem er sein S gebildet hat, nach der Peripherie, nach dem Dirigieren der Arme und Hände.»[38]
Wenn wir aus dieser Mitte unsere «Fühler» ausstrecken und spüren lernen, was uns an Kräften vom Sternen-Umkreis entgegentönt, und wenn wir unser Instrument in dessen exakte Verhältnisse einstimmen, dann kann schon allein die rhythmisierte Skala zum sichtbaren Gesang werden.

3. PATHOS – ETHOS

Als nächsten Schritt gehen wir zum Ethos-Pathos-Erleben:
In der unteren Region bilden wir die drei Basstöne *es, d, c* und schreiten dazu im Kreis nach vorne zum Kreismittelpunkt. Mit jedem Ton der Erde näher kommend, beugen wir die Gestalt tiefer. Dann – mit dem Ansatz hinten im Rücken – fahren wir beschwingt in die Höhe, wo wir rückwärts springend die oberen drei Töne *as, h, c* ergreifen. Diese erleben wir als vom Licht durchdrungen.

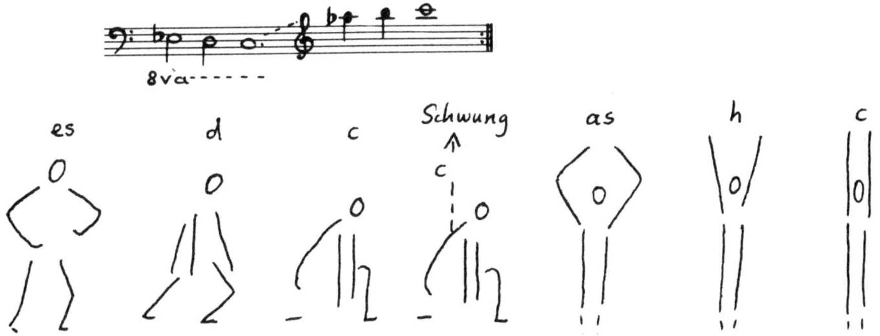

Wir verbinden die Gegensätze mit einem sicheren Griff von unserer Mitte her, durch die wir mit allen Bewegungsmöglichkeiten auf- und absteigen (gebeugten und gestreckten Knien, Rückgrat, Nacken usw.). So tauchen wir in das Ethos-Pathos-Erleben der Tonhöhe ein. Dazu geben uns die geformten Töne Struktur.
Diese Übung wiederholen wir einige Male. Mit Vorliebe vergnügt sich der Patient an den spielerischen Überraschungen von Beethovens «Righini Variation XX» (S. 106), bei der er mit seiner Gebärde bald in die Höhe, bald in die Tiefe springt, ähnlich wie ein Trapez-Künstler. (Bei labilen Menschen muss man achtgeben bei dieser Übung.)
Die zwei Stimmen lassen sich auf zwei Arme verteilen – erst rechts die obere Stimme und links die untere – dann im zweiten Teil umgekehrt.
«Sehen Sie, beim Hinaufgehen in der Tonhöhe lebt im Menschen

das Gefühl, ins Geistige hinaufzusteigen ... Da bewegen sich nämlich der astralische Leib und das Ich nach aufwärts. Der Mensch befreit sich von seinem physischen Leib und seinem Ätherleib; wenn er dasselbe amusisch macht oder gar antimusisch, so wird er ohnmächtig (...) und alles Hinaufgehen mit den eurythmischen Bewegungen in der Toneurythmie bedeutet im Grunde genommen Ethos. Ethos des Menschen ist ja: die Seele vereinigen mit dem geistigen Weben und Wesen. (...)
Umgekehrt, wenn wir hinuntergehen in der Tonhöhe ..., dann tauchen wir mehr in unseren physischen Leib mit dem Ich und mit dem astralischen Leib unter.»[39]
Glücklicherweise werden in der Musik die beiden Extreme der Tonhöhe und -tiefe begrenzt, in menschengemäßen Größenverhältnissen gehalten – wie unsere eigene Stimme. Bei Beethovens Klavierwerk ist die Spannweite sogar enger zusammengehalten als heute, weil damals das Klavier einen kleineren Tonumfang hatte als die heutigen Klaviere.

4. OKTAVEN ABWÄRTS

Am vollkommensten tritt uns im Oktaverlebnis die Kraft entgegen, welche die Spannung zwischen den zwei Polaritäten zusammenhält und umfasst.
«In der Oktave ist es einem, als ob man wachsen würde, während man sie erlebt.»[40]
«... der Kopf [ist] die Oktave des Fußes ... Denn wenn Sie die Fußtätigkeit nehmen, von ihr ausgehen und dasjenige nehmen, was der Kopf dazu getan hat, dass Sie mit den Füßen gehen können, dann bekommen Sie die Kopftätigkeit im Verhältnis zur Fußtätigkeit ganz genau in der Empfindung der Oktave zur Prim ... So kann man den ganzen Menschen durchgehen. Er ist eine musikalische Skala.»[41]

Wir werden nun eine Oktave vom oberen *c* aus als Grundton nach unten führen.

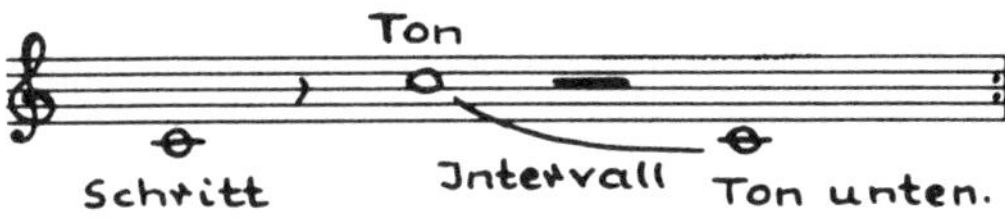

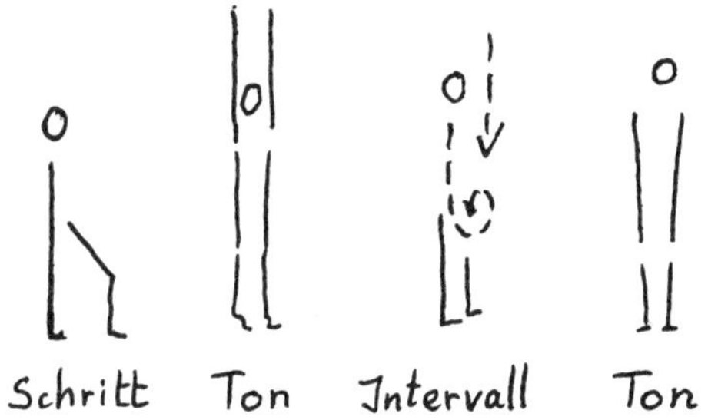

Zuerst erklingt das mittlere *c*, wozu wir rechts einen Schritt machen; dann ziehen wir den Fuß links an, gehen auf die Zehenspitzen, während wir das obere *c* bilden. Von dort aus formen wir mit einem starken Griff nach unten eine kraftvolle Oktavgebärde abwärts ins *c* und schreiten dazu rechts, links (zusammenziehen).
So können wir mit dem Ich den unteren Organismus ergreifen und durchdringen. Dasselbe lässt sich auch mit den Tönen *d* oder *e* machen, wobei die Oktavgebärden dann entsprechend breiter werden. *f* wäre dadurch etwas schwieriger zu erleben, wegen der Tonhöhe.

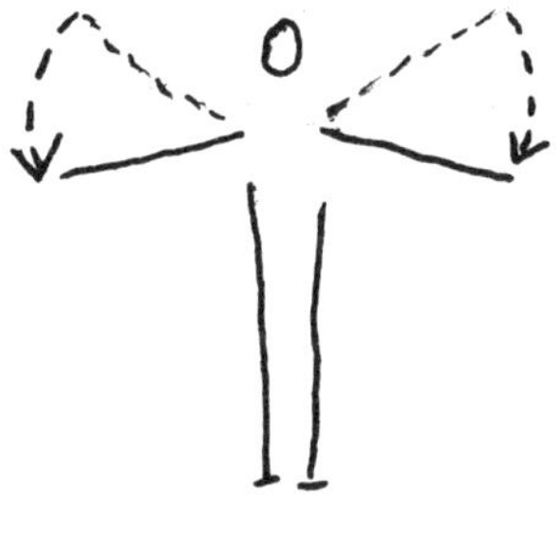

5. DUR/MOLL-SPIRALEN

Zum Schluss werden die Dur/Moll-Spiralen wiederholt (S. 43).

V. KLEINER KREISLAUF

Herz-Lungen-Kreislauf (Ätherleib und Astralleib)

Der Herz-Lungen-Kreislauf, auch «kleiner Kreislauf» genannt, ist besonders auf ein harmonisches Zusammenwirken der Wesensglieder – insbesondere des Astralleibes mit dem Ätherleib – angewiesen. Die Störungen (alles, was z. B. mit Asthma oder Herzbeschwerden zusammenhängt) sind stark durch den seelischen Zustand beeinflusst. Sie können bei jeder Aufregung oder Angst auftreten. Menschen, die darunter leiden, haben oft eine gewisse Scheu vor der Bewegung. Die Toneurythmie-Übungen helfen ihnen, sich nach und nach mehr in den Raum hinauszuwagen und für das, was ihnen aus der Umwelt entgegenkommt, ein «offenes Herz» zu haben.

1. SPIRALEN MIT MOLL UND DUR, KLEIN

Die in Kapitel III beschriebenen Dur- und Moll-Spiralen (S. 33), welche hier unseren Ausgangspunkt bilden, werden wir klein (im Raum und in den Gebärden) gestalten, wie in einer Hülle drinnen. Alles, was wir für diese Patienten tun, konzentriert sich auf einen intimen Raum.

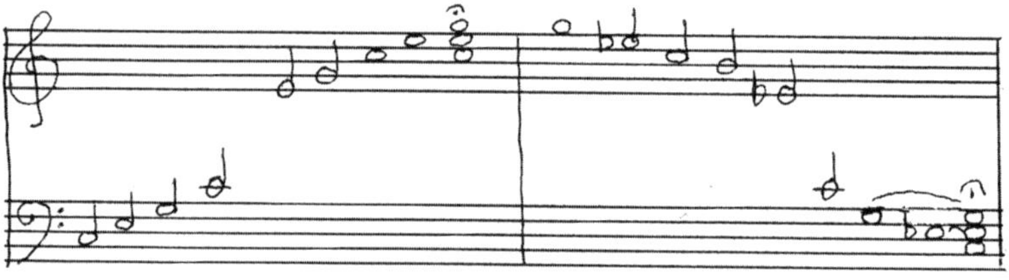

Die Vokale können z. B. in der Andachts-Zone gemacht werden, wo sich die Gebärde äußerlich (physisch) auf einen minimalen Raum zusammenzieht, wo die Seele jedoch intensiv aufleben und aufatmen kann. Das *Gefühl* wird stark angesprochen, wie es bei der Eurythmiefigur der «Andacht» im zweifachen Schleier (der fast die Form eines Gefäßes annimmt) zum Ausdruck kommt.

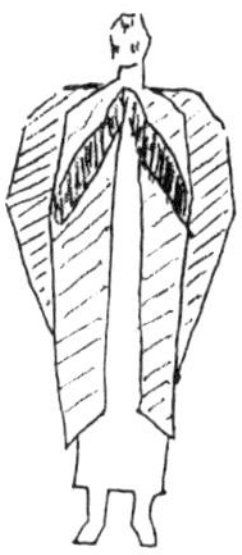

DREIKLANGBEWEGUNG

Wir fassen nun das Dur- und Moll-Erleben in der *Akkordgestaltung* zusammen, so wie es in Kapitel II (S. 23) beschrieben ist. Wir betonen den Übergang (das «Umdeuten» von der Dur-Dreiklanggebärde zu der Moll-Dreiklanggebärde und umgekehrt) nicht durch Anhalten, sondern wir lassen den Gleichgewichtszustand locker, in schwebender Bewegung wie von selber entstehen.
Die Gestalt, die der Dreiklang annimmt, gibt einem das sichere Gefühl, dass sie stimmt, dass sie «gar nicht anders dargestellt werden kann als so».[42]
Man fühlt sich darin zuhause.
In diesen «Raum» hinein lassen wir nun mit beiden Armen noch einmal die Dur- bzw. die Moll-Terz erklingen, d.h. wir führen die Dreiklanggebärde jeweils über in die Terz-Bewegung – wie einer Erinnerung lauschend.

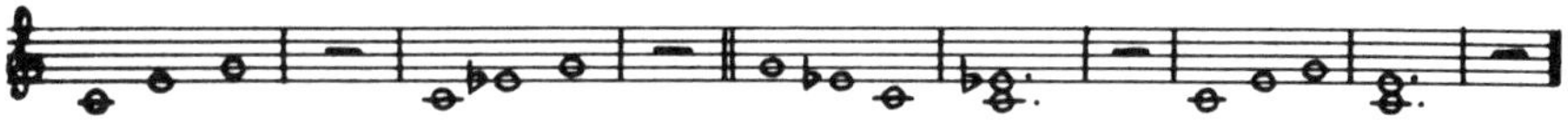

Die Seele erlebt sich in der Stimmung der Innigkeit. Im Klingen werden wir zugleich ganz Ohr – auch das Schulterblatt wird gleichsam zu einer großen Ohrmuschel.
Vor allem lebt ja in uns als Wahrnehmungsorgan das Herz, welches Rudolf Steiner als «Sinnesorgan zum inneren Wahrnehmen»[43] bezeichnet:
«Die Aufgabe des Herzens ist es ... als Sinnesorgan die Bedürfnisse aller Organe wahrzunehmen und ‹tätig und leidend› in Systole und

Diastole die Schicksalsmächte in der organischen Evolution einwirken zu lassen.»[44]

Auf depressive Menschen, z.B. auf Menschen, die einerseits aus innerer Bewegung nicht mehr weinen können, die aber andererseits, z.B. beim Musikhören, in Tränen ausbrechen, wirken die erwähnten Dur- und Moll-Übungen wie Balsam.

Wir werden bei deren Heilprozess an Faust erinnert, der wie verwandelt wird beim Wahrnehmen der tönenden Osterglocken:

«Dies Lied verkündete der Jugend muntre Spiele,
Der Frühlingsfeier freies Glück;
Erinnrung hält mich nun, mit kindlichem Gefühle,
Vom letzten, ernsten Schritt zurück.
O tönet fort, ihr süßen Himmelslieder!
Die Träne quillt, die Erde hat mich wieder.»

J. W. v. Goethe[45]

Im Zusammenhang mit der Dur- und Moll-Stimmung spricht Rudolf Steiner von Gesundheit und Krankheit:

«Weil der Mensch teils gesund, teils krank ist, so greift eben das Entwickeln des strotzig Gesunden, das in der Kunst zutage treten muss, und das Entwickeln von heilkräftigen Bewegungen so innig ineinander. ... Im Seelischen krank sein bedeutet eben immer etwas ganz anderes, als im Physischen krank sein. Dabei werden wir sehen, dass durchaus in der Entwicklung von Dur- und Moll-Stimmungen auf eurythmische Art auch wiederum heileurythmische Wirkungen herauskommen.»[46]

VORBEREITENDE ÜBUNG MIT STAB ODER KUGEL

Auf verschiedene Weise werden wir nun die *Lemniskate* entstehen lassen: Wir nehmen einen Stab, halten ihn senkrecht in der rechten Hand zwischen Daumen und Zeigefinger, und lassen sein oberes Ende nach vorne – in die Waagrechte – gleiten.

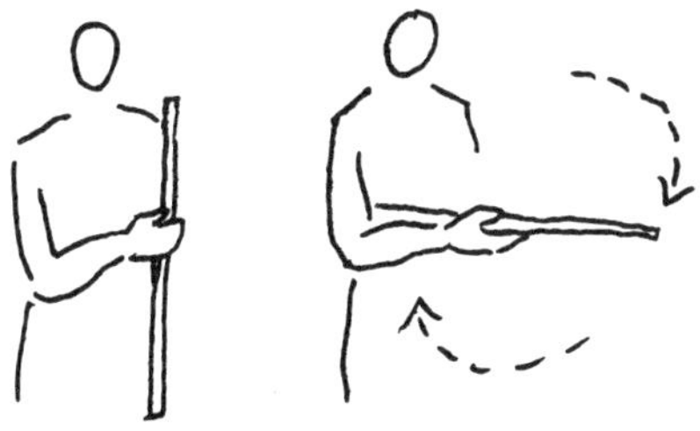

Die Mitte des Stabes balanciert wie eine Waageachse auf dem Zeigefinger, nur leicht gehalten vom Daumen oben.

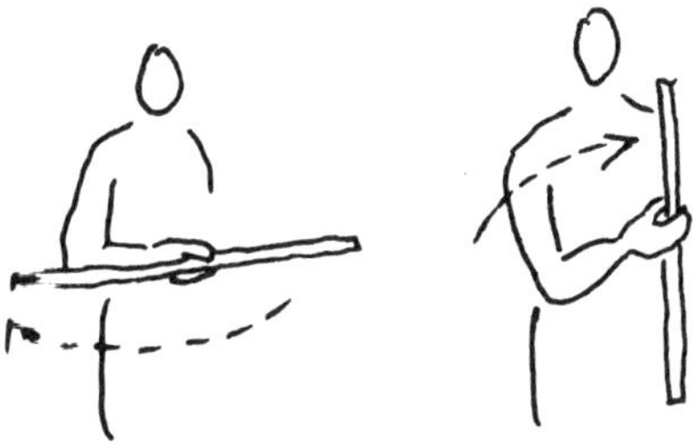

Dann drehen wir den Stab so, dass das vordere Ende nach rechts hinüber kommt (horizontal in die Rechts-Links-Achse).

Das rechte Ende kommt dann wieder nach oben in die vertikale Ausgangsstellung zurück. Von dort kippt es wieder nach vorne und bewegt sich jetzt entsprechend nach links.
Es entsteht eine *Lemniskatenbewegung*, die uns einerseits ein Erleben des Gleichgewichts gibt (weil der Stab mit der geringsten Anstrengung – nur durch Verlagerung seines Gewichtes – in Bewegung gebracht wird) und die uns andererseits leicht in den Umkreis hinaus mitnimmt im Gefühl. (Man müsste mitempfinden, was die Stabspitze tut. Das Heilsame ist, dass man von sich abgelenkt wird, von sich wegkommt und hinausgeht mit dem Interesse.)
Eine ähnliche Lemniskate führen wir mit einer Kugel aus. Wir halten die Kugel in der rechten Hand, während die linke von unten ihr entgegenkommt und bereit ist, die Kugel aufzufangen. Dann lassen wir die Kugel von oben in die linke Hand fallen.

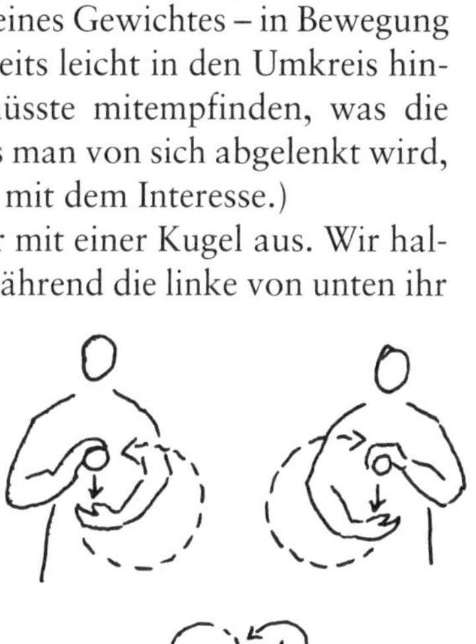

Im Auffangen bekommen wir die Kraft, die Gebärde mit der Kugel über unten links nach oben – in einer Kreisbewegung – weiterzuführen, bis wir die Kugel wieder in die

rechte Hand fallen lassen können und dann die Lemniskate weiter führen nach oben rechts.
Aus dem Übernehmen des Gewichtes entsteht die neue Bewegung. Daraus wird auch die Kraft zum Aufsteigen erzeugt. Wir entwickeln ein feines Gefühl für das Gewicht, das seinen Ort verändert.
Wir lassen die Gebärde im mittleren Raum und Größenverhältnis entstehen – nicht zu nah am Körper und nicht zu weit von ihm weg, so dass sie harmonisch atmen kann – auch im Tempo. Die Bewegung braucht nicht über den Bereich des Unterarms hinauszugehen.
Diese Übung wirkt sehr beruhigend und harmonisierend, zugleich bereitet sie uns auf die nächste Übung vor, in der wir uns folgendermaßen der Tonhöhe zuwenden. (Um den Patienten mit der Kugel vertraut zu machen, kann man ihn zuerst die Kugel von einer Hand zur anderen geben lassen.)

2. TONHÖHE UMSPIELEND

Durch auf- und absteigende Sekunden, die einen ruhenden Ton als Mittelpunkt umspielen, ergibt sich eine Lemniskaten-Bewegung.

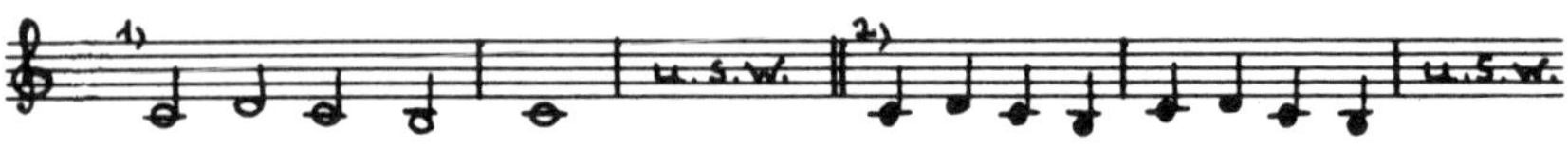

Wir bilden klein vor uns das mittlere *c* in der Horizontalen. Von da aus folgen wir mit der rechten Hand der Tonhöhe nach oben, indem wir eine Sekunde bilden, während links das *c* gehalten wird, zu dem wir auch wieder zurückkehren.

1.)

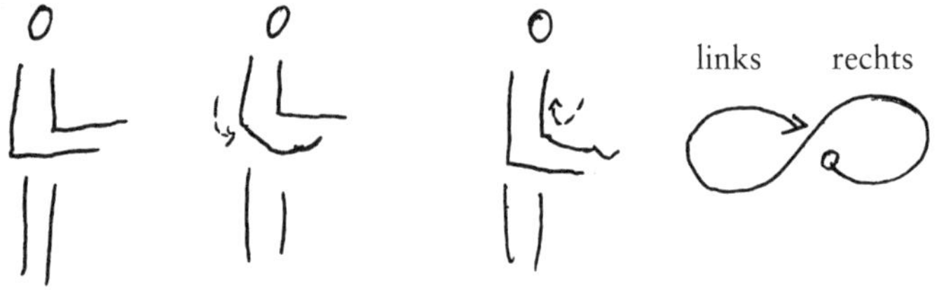

Dasselbe führen wir links nach unten aus, während das *c* von der rechten Hand gehalten wird usw. Wir können die Bewegungen mit der Zeit auch etwas größer werden lassen. Oder es können – statt Sekunden – auch Terzen werden.
Dann kann man die Übung noch auf eine Form im Raum machen.

2.)

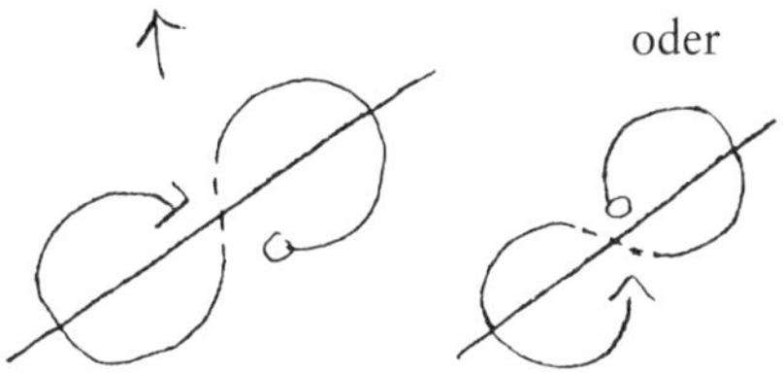

3. TONHÖHE MIT MOTIVSCHWÜNGEN

Wenn wir nun zum Element der *Tonhöhe* übergehen, wollen wir uns besonders vergegenwärtigen, wie das Musikalische im Unhörbaren liegt:
«Denken Sie, dadurch bringen Sie in das Musikalische im eminentesten Sinne die menschliche Persönlichkeit hinein, die menschliche Persönlichkeit als *Seele*. Die Musik wird nämlich um so beseelter, je mehr Sie das Nichthörbare in ihr zur Geltung bringen können, je mehr Sie das Hörbare benutzen, um das Unhörbare zur Geltung zu bringen.»[47]
Dass z. B. bei der Tonhöhe die Seele in die Bewegung zwischen den Tönen erlebnismäßig eintauchen kann, haben wir auch unserem leiblichen Instrument zu verdanken, welches dazu veranlagt ist, als Atemwesen in der vertikalen Dimension darinnen zu stehen.
Fände in uns nicht mit jedem Atemzug die auf- und absteigende Bewegung des Gehirnwassers statt, so fehlte uns ein Organ zum Melodieerleben. Die Sarabande von Corelli (S. 107), welche wir als Beispiel verwenden, öffnet durch ihre strahlende Fülle unmittelbar die Tore des Herzens, so dass wir leicht mit der Melodie mitschwingen können. Motivweise wechseln wir dann zwischen den beiden Armen ab: Erstes Motiv rechts, zweites Motiv links usw. So ergibt

sich wieder eine Lemniskatenform in der Luft, die der Melodie entsprechend etwa so aussehen könnte:

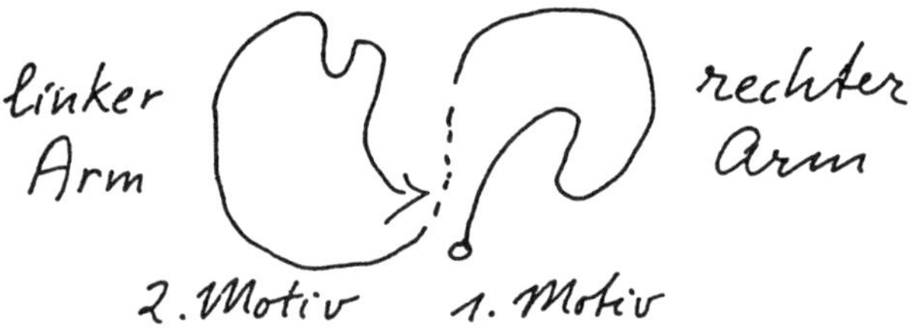

Würde die Seele auf den Wogen der Melodie in höchste Höhen hinauf und in tiefste Tiefen hinunter mitgerissen werden, ohne Anfang und Ende, so könnten keine geordneten Motive entstehen. Wir benötigen die Grenzen, die wir in der Eurythmie durch «Motivschwünge» gestalten, welche deutlich sichtbar machen, wann ein Motiv zu Ende ist und wann ein neues beginnt.
Die größte Aktivität und Wachsamkeit ist erforderlich, um dieses kühne, «geistvolle Hinüberschwingen»[48] von einer Motivmetamorphose zur anderen zu vollziehen. Gelingt es, so tritt der schöpferische Augenblick in Erscheinung, der uns zur heilenden Kraft wird.

Wir können die Schwünge im Raum auf eine Lemniskatenform legen. Zwischen den Schwüngen führen wir die Tonhöhe stehend aus.

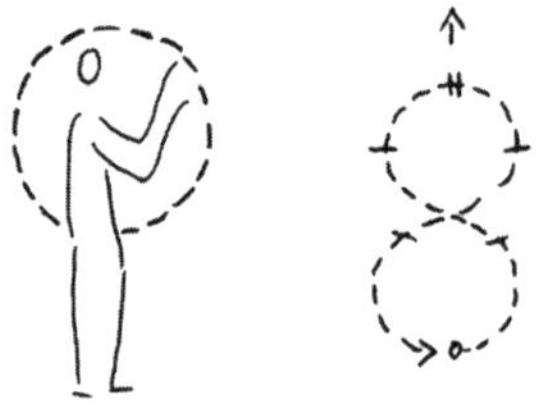

4. TAKT – RHYTHMUS – MELOS ZUSAMMEN

Nun kommen wir zu der letzten Übung, welche *Takt, Rhythmus, Melos* zusammenfasst.
Der Bach-Choral «Wer nur den lieben Gott lässt walten» (S. 109) eignet sich sehr gut als Beispiel, weil jedes der drei Elemente in einem harmonischen Verhältnis zu den anderen steht.

Nachdem wir die einzelnen Elemente gründlich geübt haben, können wir je zwei miteinander verbinden:

a) Takt und Tonhöhe

Das Heben und Senken der Tonhöhe vollziehen wir mit dem *rechten* Arm bei den *betonten* Taktteilen, mit dem linken bei den *unbetonten.* Alle Nuancen des Schwer- oder Leicht-, Hell- oder Dunkelwerdens beziehen wir mit ein. Diese Übung können wir erst im Stehen ausführen, dann aber auch den Takt dazu schreiten.

b) Takt und Rhythmus

Mit der differenzierten Empfindung für die Gewichtsverteilung – wie bei zwei Waageschalen – bewegen wir auf die *betonten* Taktteile den *rechten* Arm nach vorne bei den kurzen Tönen und nach hinten bei den langen Tönen.
Auf die *unbetonten* Taktteile bewegen wir den *linken* Arm nach vorne oder hinten, je nachdem, ob es kurze oder lange Töne sind. Am Anfang kann dies stehend geübt werden. Dann schreiten wir dazu den Takt, später eventuell den Rhythmus.

c) Rhythmus und Tonhöhe

Bei den *kurzen* Tönen des Rhythmus und bei der steigenden Tonhöhe bewegen wir die Arme nach *vorne* und zugleich nach oben. Fällt die Tonhöhe bei *kurzen* Tönen, so bewegen wir die Arme nach *vorne* und unten. Entsprechend verfahren wir bei den langen Tönen, die entweder nach hinten oben oder nach hinten unten bewegt werden, je nachdem ob die Melodie steigt oder sinkt.
Auch diese beiden Elemente können im Stehen geübt werden; dann schreiten wir den Rhythmus dazu.
Wir versuchen die Elemente *rein* zu halten, d. h. bei Takt und Tonhöhe die Dimension des Vorne – Hinten zu vermeiden. Bei Takt und Rhythmus verzichten wir auf jegliches Auf- und Abbewegen. Bei Rhythmus und Tonhöhe lassen wir die Rechts-Links-Bewegung ausbleiben.

d) Takt, Rhythmus und Tonhöhe

Allmählich gelingt es uns, alle drei Elemente miteinander zu verbinden. Wesentlich ist, dass wir darauf achten, die Bewegungen immer durch unsere Mitte strömen zu lassen. Es kommt auch da wieder eine Lemniskatenbewegung zustande, die aber nun durch alle drei Dimensionen hindurchgeht und die menschliche Hüllennatur als Ganzes durchdringt – so dass ein dreifaches Atmen zwischen Zentrum und Peripherie zustande kommt. Man kann sich den Menschen mit seiner ganzen Bewegungsmöglichkeit in einer Kugel darinnen vorstellen.

Rudolf Steiner nennt die drei Bewegungs-Elemente: Melos, Rhythmus, Takt, in denen jeweils ein fein differenziertes polares Spannungserlebnis wirkt, «das Innere ..., das eigentliche Leben des Motivs».[49]

«Wir können wirklich etwas von der beweglichen *Hüllennatur* des Musikwesens ergreifen in den drei Elementen, die reale Bezüge zu der Hüllen-Wesenheit, den ‹Leibern› des Menschen, haben. Im Melos erleben wir den Empfindungsleib der Musik, im Rhythmus ihren Lebensleib, im Takt endlich erreicht sie jene Stütze und Struktur, die dem physischen Leibe entspricht ... Und fangen wir an, feiner hinzulauschen, so erleben wir etwas wie das Herausentwickeln der Seelenglieder aus den Leibeshüllen ...»[50]

Wir lernen auf diesem Wege, unser ganzes Wesen empfänglicher zu machen für das Gesundende, das uns nachts aus den Sphärenharmonien entgegentönt.

> «Es hört der Mensch das Schöpfungswort
> Wenn er reinen Herzens horcht,
> Wie Weltengeister durch die Seele
> Sich musikalisch sinnvoll offenbaren.»

Rudolf Steiner[51]

VI. ZUCKER

Wir treten nun in das Gebiet des Stoffwechsels ein, wo es sich um die Verwandlung der aufgenommenen Natursubstanzen handelt.
«Haben wir in irgendeinem menschlichen Organ zuviel Naturvorgang und zuwenig menschlichen Vorgang, und wir bringen den Menschen dazu, musikalisch zu eurythmisieren, so ist das ein Heilfaktor, weil wir dann sein Organ zurückführen auf das Menschliche aus der Natur heraus. [...] Denn das Musikalische ist nur menschlich, ist nicht naturhaft.»[52]
Im Blute – in dem sich Wärme entfalten kann, in dem Zucker enthalten ist – lebt die Ich-Organisation. «Man kann also im Bereich des Materiellen die Ich-Organisation an der Anwesenheit des Zuckers verfolgen; ... wo Zucker entsteht, da tritt die Ich-Organisation auf, um die untermenschliche (vegetative, animalische) Körperlichkeit zum Menschlichen hin zu orientieren. (...) Indem das Blut Zucker enthaltend durch den ganzen Körper zirkuliert, trägt es die Ich-Organisation durch diesen. Überall da aber wird diese Ich-Organisation durch das Wirken des menschlichen Organismus in ihrem Gleichgewicht gehalten.»[53]
Wenn der Zucker im Organismus nicht richtig verarbeitet wird, liegt ein abgeschwächtes Wirken des Ich vor. Man könnte auch umgekehrt sagen: Wenn im Organismus der Zucker nicht in gesunder Weise aufgenommen oder ausgeschieden wird, hat das Ich keine Möglichkeit, stark genug im Organismus zu wirken.
«Es befördert alles die Zuckerkrankheit, was die Ich-Organisation aus der in die Körpertätigkeit eingreifenden Wirksamkeit herausreißt: Aufregungen, die nicht vereinzelt, sondern in Wiederholungen auftreten; intellektuelle Überanstrengungen; erbliche Belastung, die eine normale Eingliederung der Ich-Organisation in den Gesamtorganismus verhindert.»[54]

Wie bei der Bluterkrankheit fehlt die Kraft zum Heilen. Ein Heilungsvorgang kann nur eingeleitet werden, wenn man die Ich-Organisation zu kräftigen imstande ist. Dazu werden wir nun mit unseren Übungen in folgender Art vorgehen:

1. KONSONANZ – DISSONANZ – AUSLÖSCHEN – I

Wir gehen von der aufrechten Haltung aus, die wir als «I» im Gleichgewicht erleben. Dann bilden wir einen Dur-Dreiklang, dann einen Moll-Dreiklang. *Zwischen* den beiden Dreiklängen versuchen wir das I als Mitte zu spüren. Im mehrmaligen Wiederholen steigern wir das Tempo so, dass der zeitliche Zwischenraum zwischen den beiden Akkorden immer enger wird und zuletzt das Gleichgewichtserleben verdrängt. Die Dissonanz entsteht dadurch, dass auf diese Weise die beiden Harmonien als Polaritäten nicht mehr auseinandergehalten werden können, sondern so ineinandergeschoben werden, dass sie gleichzeitig erklingen. Die *Dissonanz* «findet ihren Ausdruck in einer eurythmischen Gebärde, die das Gegenteil des ‹I› darstellt. Gezwungen, dem Dur und Moll gleichzeitig zu folgen, müssen wir zwei gegensätzliche Schritte zugleich machen» (rechts vor, links zurück). Es kommt ein Sprung zustande, der durch die damit verbundene Kniebeuge unsere Gestalt nach unten drängt, wir sind sozusagen «auf die Erde herunter geworfen», ins Chaos gefallen.[55]
Was müssen wir tun, um uns aus dieser Lage wieder in die menschliche Senkrechte emporzuheben und den Weg, der uns in die Schwere und Finsternis führte, wieder «auszulöschen»? Wir brauchen nicht nur die Erinnerung an das «verlorene Paradies», sondern auch die Entschlusskraft zur Aktivität.
Wir müssen den ganzen Vorgang, der zur Kniebeuge der Dissonanz führte, innerlich zurückbilden. Es ist nicht nur damit getan, dass man sich elegant aus der Affäre zurückzieht und dasteht, als wäre nichts geschehen, sondern wir müssen Stück für Stück das, was auseinandergerissen worden ist, wieder zu unserer Mitte zurückholen.
Rudolf Steiner bezeichnet dieses «Löschen» der Dissonanz als das «*Ins-Geistige-Hineingehen*»:

«Wenn Sie ein Stückchen auslöschen von Ihrem Wege, da annullieren Sie allen Ton in der Bewegung, und Sie deuten an: Jetzt ist etwas da, was man nicht mehr in der Sinneswelt zum Ausdrucke bringen kann, sondern jetzt gebe ich dir nur die Grenze an von demjenigen, was du eigentlich vorstellen sollst.»[56]
Vergleichen wir damit die «Ich-Linie», die wir in der Lauteurythmie vollziehen, so kommen wir zu einem ähnlichen Erlebnis, welches Rudolf Steiner mit diesen Worten charakterisiert:
«Denn was liegt geistig in dem ‹Ich›? Die Zurückbeziehung auf sich selber, das Sich-Vorstellen, das die Vorstellung auf sich selber Zurückbeziehen. Und wenn Sie dieses Zurückbeziehen auf sich selber ausdrücken wollen, so können Sie es sehr gut ausdrücken, wenn Sie nicht in der Ruhe bleiben, sondern wenn Sie in die Bewegung übergehen. (...) Da werden Sie die ganze Linie, die Sie durchlaufen haben, wieder zurücklaufen, an Ihren Ausgangspunkt zurückkommen.»[57]
Gelingt es uns, durch das Löschen der Dissonanz die Gleichgewichtslage wieder herzustellen, so setzen wir die Aufrichtebewegung in die I-Gebärde fort. Diese neu gewonnene, freie Situation bietet uns die Möglichkeit, eine neue Harmonie zu wählen: Wir lassen die I-Gebärde äußerlich los, behalten aber ihre Lichtkraft in uns, aus der heraus wir den neuen Dreiklang formen können. Wir sind ganz frei zu entscheiden, ob wir ins Dur oder Moll gehen wollen. Der ganze Vorgang wird einige Male wiederholt.

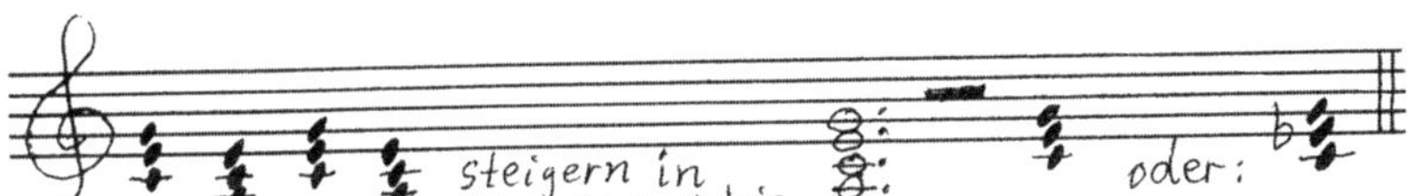

Eine Weiterführung der beschriebenen Dissonanz-Übung können wir in der variierten Anwendung einer Komposition von Telemann vornehmen (S. 112).
Die vier Dissonanzsprünge führen wir diagonal nach rechts vorne aus. In der Pause schwingen wir den ganzen Weg zurück, um ihn auszulöschen. Es folgt eine Melodie, die wir nach oben – in Dur – mit dem rechten Arm begleiten und nach unten – in Moll – mit dem

linken Arm. Die Raumform ergibt sich – entsprechend der Tonhöhe – nach vorne rechts und hinten links. Dann wiederholt es sich.

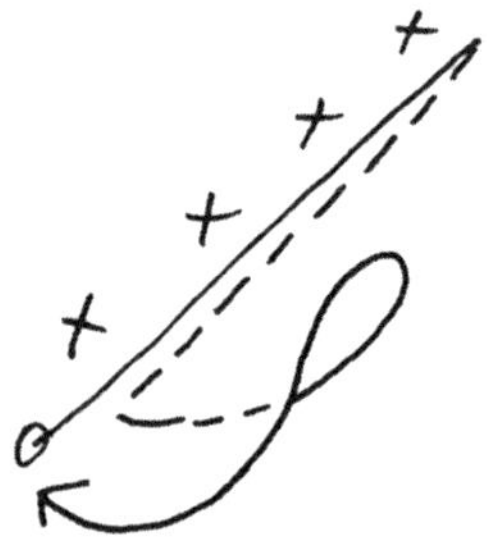

Durch die starke Betätigung, die vor allem auch die Oberschenkel in Anspruch nimmt, kommen wir mit dem Ich stärker in die Region des Stoffwechsels hinunter. Außerdem gibt uns dieses ganze dramatische Geschehen eine geistige Substanz, die im wahren Sinne das Ich anspricht:

«Dieses Abbild des kosmischen Menschheitsvorganges, den wir den ‹Sündenfall› und dessen angestrebte Überwindung nennen, klingt an unsere Seele heran in jeder Kadenz, mit der in der klassischen Musik ein jedes Musikerlebnis schließt. In der Akkordfolge I IV V I, wobei V der Dominantseptimakkord ist, haben wir die Erinnerung und die Mahnung an unsere Erdensituation enthalten.»[58]

Etwas Ähnliches kommt in Goethes «Faust» zum Ausdruck, wo der Teufel den Menschen irreführen muss, um ihm die Möglichkeit zu geben, in Freiheit den rechten Weg zu ergreifen. Der Herr spricht zu Mephisto («Prolog im Himmel»):

«Des Menschen Tätigkeit kann allzuleicht erschlaffen,
Er liebt sich bald die unbedingte Ruh;
Drum geb ich gern ihm den Gesellen zu,
Der reizt und wirkt und muss als Teufel schaffen.»[59]

Für Goethe gab es «nichts Elenderes, als den behaglichen Menschen ohne Arbeit».

Bis zum letzten Lebenstage galt ihm die Losung:

«Noch ist es Tag, da rühre sich der Mann!
Die Nacht tritt ein, da niemand wirken kann.»[60]

Kann man noch zu Lebzeiten eine Krankheit überwinden, so ist dies von größter Bedeutung für das nachtodliche Leben und für die neue Inkarnation.

2. OKTAVEN ABWÄRTS

Die nächste Übung führt uns zum Oktaverlebnis. Wir haben die *abwärtsgehende Oktave* beim großen Kreislauf für die periphere Stauung beschrieben (Kapitel IV, S. 48).

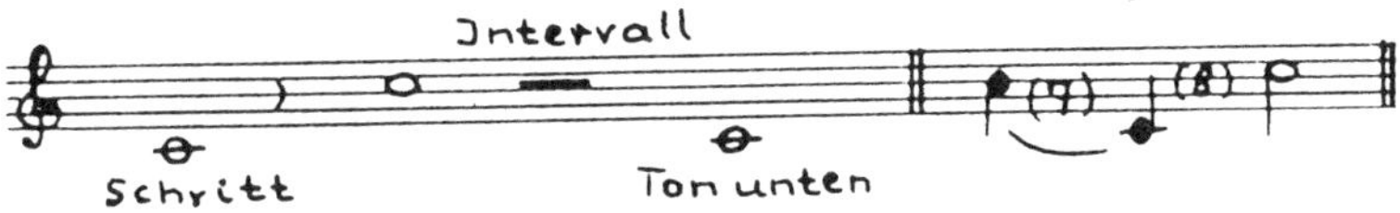

Nachdem wir in dieser Übung einen Schritt gemacht haben, gehen wir in die Tongebärde des oberen *c* und ziehen den Schritt an, während wir auf die Zehenspitzen gehen. Von dort aus greifen wir kräftig und dezidiert mit der Oktavgebärde nach unten, wo wir dann das untere *c* bilden. Dazu machen wir einen Schritt: rechts, links, (zusammenziehen) – und kommen auf den ganzen Fuß.

Septim zum Grundton, dann Oktave

Bei der nächsten Übung fangen wir mit der zum Grundton zurückgehenden Septime an, wobei «Leben in das Leblose zurückgeworfen wird».[61] So kommen wir bei unserer inneren Prim an, die durch die hineingenommene Septimkraft belebt und erfüllt wird. Aus diesem Boden heraus ergreifen wir jetzt die aufwärtsgehende Oktave, die mit gesteigerter Wachsamkeit erlebt wird. Wir haben uns zum zweiten Male gefunden. Wieder – wie bei der Skala – sprechen wir damit den ganzen Menschen an:
«Unser eigenes Menschenwesen, wie es entsteht aus dem Kosmos jedesmal, wenn unser Ich zur Inkarnation herabkommt, bildet sich uns in der Skala ab: das Ich im Herabsteigen nimmt Astralleib und Ätherleib mit und trägt sie herein ins Ergreifen der physischen *Leiblichkeit.* Hier klingen die untersten Töne der Skala an. Es ist zugleich der Gliedmaßenpol des Menschen. Wir leben uns hinauf durch den Ätherleib bis zur Mitte der Skala, dann durch die oberen Töne der Skala im Bereich des Astralleibes und kommen mit dem Erklingen der Oktave an beim Haupte, da, wo das Ich im wachen Erleben der Sinnessphäre aufleuchtet: Wir haben unser Ich, das wir schlafend in unserem Leib wirkend wussten, nun wachend zum

zweiten Mal gefunden. Und wir wissen nun: der Kopf ist die Oktave des Fußes.»[62]
Die Übung kann auch so gemacht werden, dass die Oktave direkt zum Grundton geht (entsprechend der zum Grundton geführten Septim).

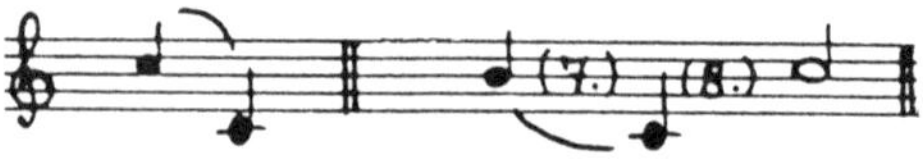

3. INTERVALLE ZUM GRUNDTON, GEFOLGT VOM KONKORDANZ-VOKAL

Mit der nächsten Übung regen wir das Ich an, sich stärker für den Organismus zu interessieren:
Wir führen nun jedes Intervall zum Grundton zurück und gehen jeweils unmittelbar über in den ihm entsprechenden Konkordanz-Vokal. Die zum Grundton zurückgehenden Intervalle haben wir ausführlich beschrieben im Kapitel III (S. 38).
Bei jedem Intervall gehen wir mit einem Schritt nach vorne. Der Strom geht den Armen entlang zum Schlüsselbein zurück. Die Arme senken wir dann, indem wir uns auf das Schlüsselbein als Prim konzentrieren. Durch das Schlüsselbein nehmen wir die verschiedenen Qualitäten von den jeweiligen Intervallen auf und lassen sie in den übrigen Organismus einströmen. Die Wirkung befestigen wir mit der Konkordanz-Vokalgebärde. Bei jedem Übergang vom Musikalischen zum Sprachlichen benötigen wir die dazu gehörende Bewusstseinsumstellung (siehe Kapitel II, S. 26).

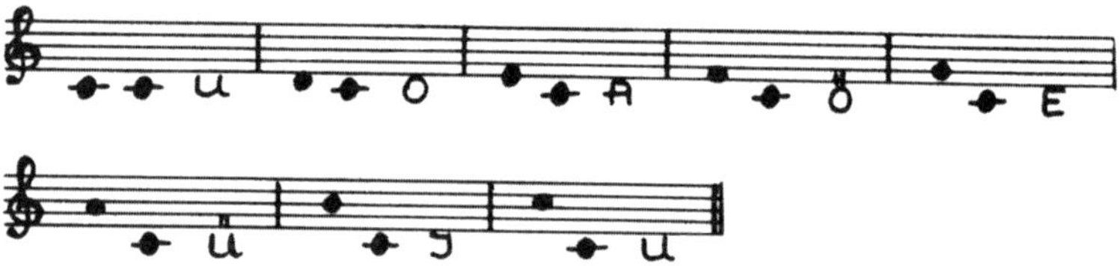

Wenn wir dasselbe mit den Beinen tun, so werden wir vorgehen wie folgt (siehe auch Kapitel III, S. 40):

Die Intervalle werden zwei Oktaven tiefer gespielt.
Indem wir das Intervall mit dem Bein bilden, verdichtet sich die Luft in eine stützende, plastisch differenzierte ätherische Hülle. Wir steigen in diese Hülle hinein, indem wir einen Schritt machen.
Prim: Mit dem rechten Bein in den Grundton hineinschreiten, dann linkes Bein anziehen, um das «U» mit geschlossenen Beinen zu bilden, sich auf die Zehenspitzen erheben und wieder zurück auf die ganzen Fußsohlen kommen.
Sekund: Mit dem rechten Bein die Sekund bilden und in sie hineinschreiten. Dann bilden wir mit dem linken und rechten Bein zusammen das «O». In dieser Stellung erheben wir uns auf die Zehen und senken uns wieder auf den ganzen Fuß.
Große Terz: Mit dem rechten Bein die Terz bilden und in sie hineinschreiten, so dass der Strom vom Schienbein durch den Oberschenkel in das Hüftgelenk zurückströmt und wir die Qualität mit der ganzen Gestalt in uns aufnehmen können.
Für das «A» bringen wir das linke Bein dazu; in der A-Stellung heben wir uns auf die Zehen und senken uns wieder auf den ganzen Fuß usw., immer mit dem rechten Bein das Intervall, mit dem linken Bein zum rechten dazu den Vokal bildend.
Beim «Ö» gehen wir mit den Beinen in die O-Stellung und lassen sie mit einem graziösen Sprung (mit beiden Beinen seitlich auseinandergehend) zerplatzen.
Beim «E» berühren wir mit dem linken das rechte Bein.
Das «Ü» führen wir in einen graziösen Sprung über, während das «Vokalbein» an das andere etwas höher herankommt.
Beim «I» strecken wir das Bein.
Das «U» (als Oktav-Konkordanz) wird mit geschlossenen Füßen gesprungen.
Wie man jedes Intervall mit dem rechten Fuß angefangen hat, so kann man die Übung auch mit dem linken Bein beginnen. Dann wird dasselbe wieder mit den Armen gemacht (wie oben).
Hiermit schließen wir die Übungen für die Zuckerkrankheit ab. Wir haben die Reihenfolge von Übungen als Steigerung genommen, so dass sie hinführen zum Verdichten und Befestigen des Musikalischen durch das Sprachliche. Auch dieses hilft dem Ich, sich besser im Organismus zu inkarnieren.
Will man speziell noch die Zirkulation anregen, so kann man auch

die Dur- und Moll-Spiralen machen. In diesem Fall würde man die *I-Gebärde* beim Übergang zwischen Dur und Moll bilden (S. 43).

VII. EIWEISS

«Das aufgenommene Eiweiß ist zunächst, wenn es als Nahrungsmittel aufgenommen wird, ein Fremdkörper des menschlichen Organismus. Er enthält die Nachwirkungen der Äthervorgänge desjenigen Lebewesens, aus dem es entnommen wird.»[63]
Diese Eiweißsubstanz muss ganz abgetötet werden. Das Ich muss den Astralleib beherrschen und alles Fremdätherische überwinden. Das Fremdätherische muss bis ins Mineralische getrieben werden, so dass es gemäß der Ich-Organisation in den physischen Leib aufgenommen werden kann. Dazu ist es notwendig, dass das, was aus der Eiweißsubstanz geworden ist, in den Bereich des menschlichen Ätherleibes übergeführt wird. Wenn das Ich zu schwach wird gegenüber dem Astralleib, ergreift dieser das Fremdätherische des noch ungenügend verarbeiteten Eiweißes und wirft es durch die Ausscheidung zu stark hinaus. Dabei vernachlässigt der Astralleib seine eigentliche Aufgabe an den Nierenepithelien. So können unter anderem Entzündungen und Deformationen entstehen, auch allgemeine Schwäche, bis ins Seelische hinein.
«Es handelt sich für uns nun darum, auf den astralischen Leib ausgleichend, reinigend, kräftigend einzuwirken.»[64]
Durch unsere Übungen versuchen wir, auch den Astralleib vom Ich aus einerseits zu «zügeln» und andererseits beweglich zu machen. Durch das Zusammenwirken verschiedener toneurythmischer Elemente werden die Form- und Gestaltungskräfte im Menschen angeregt. Als zentrales Element benützen wir die Tonhöhe (Melos), welche ordnend und harmonisierend auf den Astralleib wirkt. («Sehen Sie … auf die Melodie, die den eigentlichen Geist im Musikalischen bringt, dann ist es der astralische Mensch, der sich offenbart.»[65])

1. ZUSAMMENWIRKEN VERSCHIEDENER TONEURYTHMISCHER ELEMENTE

a) Takt und Melos

Zuerst verbinden wir *Tonhöhe mit dem Takt*. Wir nehmen als Beispiel Beethovens Bagatelle, Op. 33, Nr. 6 (S. 102).
Als Nächstes beziehen wir in den Takt auch die Arme ein, indem wir auf den betonten Taktteil das Melos nur mit dem rechten Arm begleiten, auf den unbetonten Taktteil nur mit dem linken Arm.
Wir versuchen zu spüren, wie der Bewegungsstrom zwischen rechts und links, oben und unten immer durch unsere eigene Mitte hindurchpulsiert, so wie wir dies bei der entsprechenden Übung für den kleinen Kreislauf versuchten (S. 57).
Mit der Zeit kann auch der Taktstrich – andeutungsweise – dazugenommen werden, ohne jedoch den Tonhöhestrom durch die Arme zu «unterbrechen».

b) Takt mit Tönen

Als Nächstes kristallisiert sich die Tonhöhe zu den Tönen der Skala, die wir wieder in *Verbindung* bringen mit dem Takt – so wie wir dies für die periphere Stauung des großen Kreislaufes ausführten (S. 45). Wir lassen den betonten Taktteil rechts und den unbetonten links in Erscheinung treten, sowohl als Tongebärde (in Dur, oben) wie auch im Schritt. Dazwischen erkraften wir uns immer wieder im Taktstrich durch die erhöhte Geistesgegenwart, die Ich-Aktivität. Auch die Sprünge auf *g, a, h* werden miteinbezogen.

c) Melos Ton

Wir verbinden jetzt noch das Melos und die Töne miteinander.

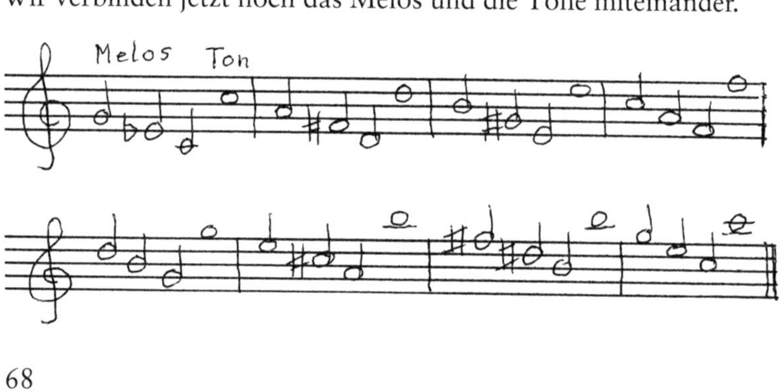

Auf die ersten drei Töne jedes Motives bewegen wir die Arme mit dem Melos nach unten. Dann gehen wir mit dem vierten Ton in die jeweilige Tongebärde. Die Motive wiederholen sich Schritt für Schritt durch die Skala hinauf.

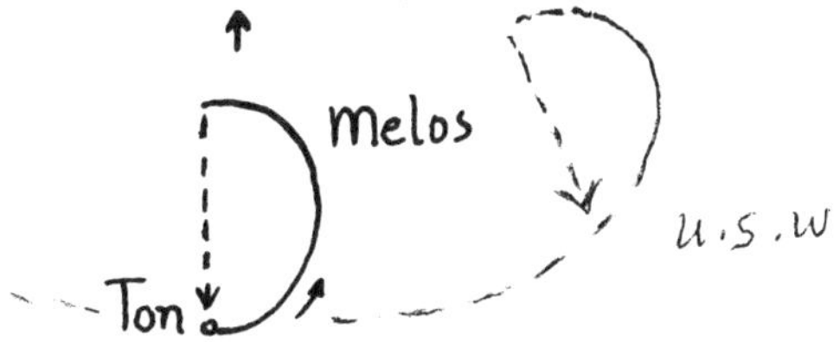

d) Skala mit Raumformen

Als nächste Übung kombinieren wir die Dur-Skala mit Raumformen (siehe S. 45). Mit jedem Ton schwingen wir energisch und gezielt einen geraden Weg der Form.
Dr. Ilse Knauer pflegte die Mädchen im Pubertätsalter auf solchen Formen durch den weiten Raum zu «jagen». Sie mussten sich engagieren und aufpassen, dass die Spitzen exakt gebildet wurden. Die Mädchen waren danach nicht mehr so formlos und träge in ihrem ganzen Gebaren (S. 118).

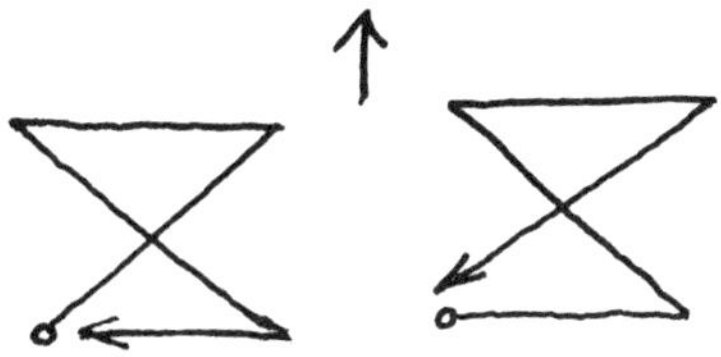

e) **Melos mit Tönen auf Form** (S. 118)

Jetzt kehren wir wieder zum Element der Tonhöhe zurück. Wir lassen das Melos eines einfachen Liedes als Form im Raum entstehen: geht die Melodie nach oben, so bewegen wir uns nach vorne, geht sie nach unten, so bewegen wir uns nach hinten. Mit den Armen begleiten wir die Tonhöhe.

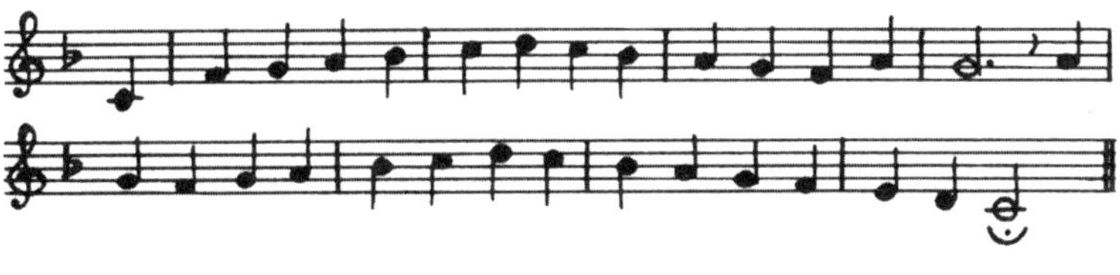

Wenn wir nun diese Melodie in eine geschwungene Form bringen, so entsteht zu unserer Überraschung diese kleine Form, wozu wir dann auch in freudiger Stimmung die *Töne* machen mit deren Sprüngen auf *g, a, b*:

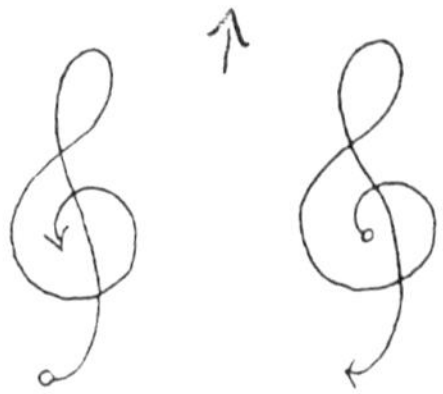

Zur ersten Hälfte der Melodie bewegen wir uns in dieser Form *hinwärts* und zur zweiten Hälfte *zurück*. So kommt zugleich eine Ich-Form zustande.

Solche Gesetzmäßigkeiten, die von verschiedenen Seiten her miteinander übereinstimmen, liebt der Astralleib (der «Sternenleib»), der seinem Wesen nach «Mathematiker» ist. Er braucht Anregungen und Überraschungen, die eine Wahrheit enthalten. Es darf ihm nicht langweilig werden. Würde er aber seiner Natur überlassen sein ohne die Ich-Herrschaft, so würde er in seiner Abenteuerlust und Tendenz zum Extremen die Dinge wild durcheinander tun – was eben im Krankheitsfall bis zu einem gewissen Grad geschieht.

Die Tonhöhe wirkt ordnungschaffend im Seelengefüge, vor allem auch durch den zu ihr gehörigen Motivschwung. Zum «Melos» bemerkt Rudolf Steiner:

«Melos – im Überwinden der Eigenheiten der Dinge und Vorgänge. – Kräfte der Höhe.»[66]

2. TONHÖHE UND TONTIEFE (ETHOS-PATHOS)

Als Weiteres kombinieren wir das *Ethos-Pathos*-Erleben der Tonhöhe mit der klaren *Ton*gebärde. Diese Übung haben wir auch bei der peripheren Stauung des großen Kreislaufs angewendet (siehe S. 47).

Dann wählen wir für die Tonhöhe eine Komposition, welche uns recht beweglich macht im Auf- und Absteigen der Gebärden (z. B. Beethovens Righini Var. XX, S. 106).

Wie ein Trapez-Künstler von einem Trapez zum anderen schwingt, so «tanzen» unsere Arme behende durch die Luft und finden mit Sicherheit ihre Stellen. Auch die Gestalt wird von innen ergriffen und vom Erlebnisstrom auf- und abbewegt. Die Motivschwünge

ergeben sich wie von selber. Im Grunde genommen vollziehen wir nach, was Rudolf Steiner von einer gewissen Entwicklungsphase der Erdenschöpfung als «den Tanz der Stoffe» charakterisiert:
«So bildeten sich durch die aus dem Weltenraum hineinströmende Musik die mannigfaltigsten Gestalten und Figuren, und die Stoffe, die im Wasser gelöst waren, die selber wässrig waren, sie gehorchten der Weltenmusik und ordneten sich nach der Weltenmusik. Und die wichtigste Bildung des Tanzes der Stoffe nach der Weltenmusik ist das *Eiweiß*, das Protoplasma, wie es die Grundlage ist aller lebendigen Bildung.»[67]
Dass wir durch die Musik unser Erleben wieder anknüpfen können an jene Schöpfungsmomente, die aus der Sphärenharmonie hervorgegangen sind – die auch jetzt jede Nacht den müden Organismus erfrischen –, das gibt uns die Möglichkeit zum Bewusstwerden der moralischen Kräfte, die uns an Leib und Seele zur Gesundung führen (siehe Anhang: Shakespeare-Text S. 93).

3. MOTIVSCHWUNG

Mit unserer nächsten Übung greifen wir noch einmal die Tonhöhe auf, wobei wir uns vor allem auf den *Motivschwung* konzentrieren (Beethovens Bagatelle, Op. 33, Nr. 6, S. 102):

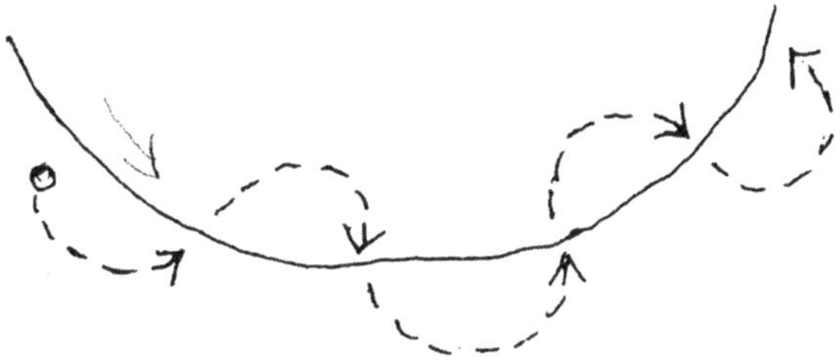

Der Kreislinie entlang bewegen wir uns auf die Motivschwünge in fortlaufenden Bögen: Bogen nach rechts, dann Bogen nach links usw. Dazwischen sind wir bestrebt, im Stehen durch aktives Vorfühlen die exakten Tonhöhen und -tiefen zu treffen.

4. RHYTHMUS – TON

Als Nächstes verbinden wir *Rhythmus* und *Töne* miteinander: Wir fangen mit unserem Gesicht zur Mitte des Raumes gewendet an. Zuerst befinden wir uns in der ein- und ausatmenden Ebene der Horizontalen: mit den Kürzen nach vorne orientiert, die Hände anschauend und mit den Längen nach hinten – in ausatmender Gebärde; die Augen schauen dabei ins Weite.

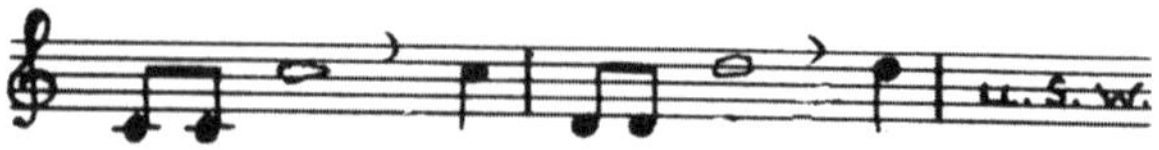

Wenn der lange Ton, der unsere Gebärde festgehalten hat, aufhört zu klingen, lassen wir die Gebärde los und schwingen auf die Zäsur in einem Bogen nach außen, so dass wir mit dem Rücken zur Raumesmitte gewendet ankommen. Beim Ankommen «fängt» uns der Ton wieder ein, den wir dieses Mal mit der Tongebärde zum Ausdruck bringen. Die Übung fängt mit dem mittleren *c* an und steigt durch die ganze Skala.
Auf *g, a, h* kommen noch die Sprünge zu den Tönen dazu. Nachdem der Ton aufhört zu klingen, schwingen wir auf dem Bogen wieder auf unsere Ausgangsstellung zurück, d.h. mit dem Gesicht der Raumesmitte zugewendet. An dieser bewegten, disziplinierten Tätigkeit erfreut sich der Astralleib besonders.

5. ERGÄNZENDE INTERVALLE

Als Letztes kommen wir in das Gebiet der Intervalle. Wir ordnen sie so an, dass jedes Intervall zur Oktave ergänzt wird.

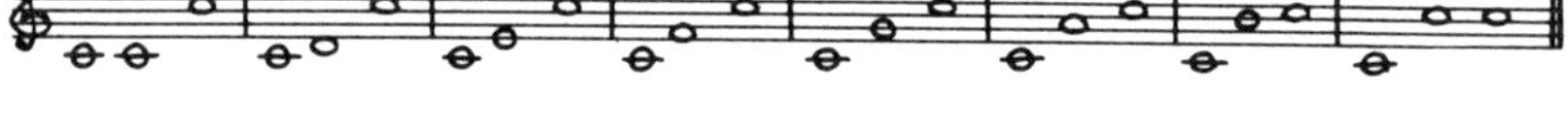

Die dazugehörigen Raumformen bilden aus dem Inneren heraus ein Ganzes.

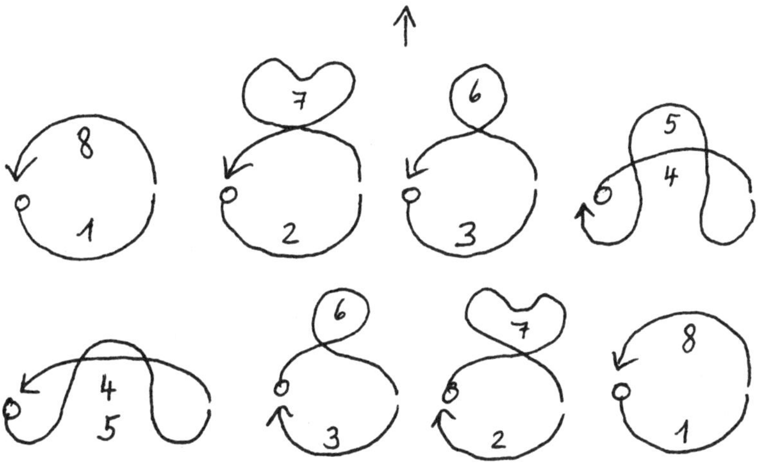

Die Tonhöhe beziehen wir beim Bilden der Intervalle mit ein: Wir erleben, dass von einem Intervall zum anderen jeweils das erste Intervall in seiner Größe zunimmt, das andere entsprechend abnimmt. Durch diese Gesetzmäßigkeit kommt eine gewisse Spiegelung zustande, die wiederum eine formgebende Wirkung hat.
Durch die in so verschiedener Weise erreichte Oktave fühlt sich der Mensch in seinem Organismus als Ganzheit.

VIII. FETT

Im Organismus entsteht «parasitäre Wärme», wenn das Fett nicht von der Ich-Organisation in Wärmeprozessen verbraucht wird. Der Körper entwickelt dann die Neigung, «mehr Fett zustande zu bringen, als die Ich-Organisation zu ihrem Leben in der Innenwärme braucht».[68] Menschen in diesem Zustand sind mit ihren dicken runden Polstern verhältnismäßig unempfindlich, passiv der Umwelt gegenüber. Was auch um sie herum geschehen möge, ihre innere Haltung ist: «Es geht nicht mich an.»

Der Ätherleib will an dem Fett – als seinem «Besitz» – festhalten und sitzt darauf wie die Glucke auf ihrem Nest. Diese muss man zum Auffliegen bringen, in die Peripherie hinaus, d.h. der Patient soll angeregt werden, ein reges Interesse für die Welt zu entwickeln.

Bei *Fettmangel* trägt der Astralleib der Ich-Organisation zu wenig Fett zu. So tritt für diese ein Wärmehunger ein. Infolgedessen muss sie den Tätigkeiten der Organe Wärme entziehen, was diese gewissermaßen brüchig und steif macht.

Diese Menschen sind der Außenwelt gegenüber überempfindlich. Das Polster fehlt ihnen. Im Gegensatz zur «dicken Haut» fühlt sich ihre Haut «borstig» an, wie ein Igel.

Doch auch sie mögen dazu bewegt werden, mit warmer innerer Anteilnahme der Welt zu begegnen. Sie verlieren sich draußen, weil sie hastig und ängstlich oder übereifrig die Eindrücke aufnehmen.

1. RHYTHMUS

a) Scharf akzentuierter Rhythmus

In Kapitel II haben wir schon gezeigt, wie der *Rhythmus* dasjenige Element ist, mit dem wir das Verhältnis des Menschen zu seiner Umwelt harmonisieren können (S. 22).

Bei der Fettablagerung werden wir jedoch intensiver vorgehen müssen:
Wir beginnen mit einem stark akzentuierten Rhythmus (z. B. Polonaise von J. S. Bach, S. 107), wobei wir exakt und kräftig die kleinen und großen Schritte ausführen, ohne jedoch die beseelte Mitte zu verlieren.
Bei den kurzen Tönen schauen wir interessiert hin, bei den langen träumen wir weg. Die Geschicklichkeit und das Immer-wieder-wach-Werden durch die kurzen Töne gibt dem formlosen Dicken Kontur.

b) Rhythmus mit Pause

Der Rhythmus ist so beschaffen, dass der lange Ton uns in seinem Banne festhält, «erleben wir eine Folge von kurzen Tönen, so scheint uns eine schnelle Bewegung möglich, sie ist aber immer nur ein Schritt von einem Ton zum anderen, und immer wird sie durch den neuen Ton zum Stillstand gebracht, seine Dauer-Gestalt, auch wenn sie kurz ist, stülpt sich über uns und zwingt uns zum Verweilen. Erst wenn wir diesem Formenspiel entrinnen können, wenn wir das Tönende zum Schweigen bringen, können wir den eigentlichen Lebensstrom, die wirkende Bewegungskraft der Musik erfahren, und das ist die *Pause*. Wir können sagen, der Ton ist Form in der Zeit, je länger der Ton, desto weniger Bewegung, und wenn er ganz verschwindet, dann herrscht die Bewegung allein. Und sie ist die Manifestation des Lebenselementes in der Zeit. Und können wir in diesem unhörbaren ‹Nichts› – wie Faust – das ‹All› erleben, ist es eine schöpferische Pause, so treten wir neubelebt und schaffensfroh wieder ein in das klingende Gewebe des musikalischen Ablaufs.»[69]
Wir führen dann einen Rhythmus jeweils von einem langen Ton in eine zunehmend raschere Folge von Kürzen über und schließen eine Pause an, in der wir uns frei schwingend bewegen:

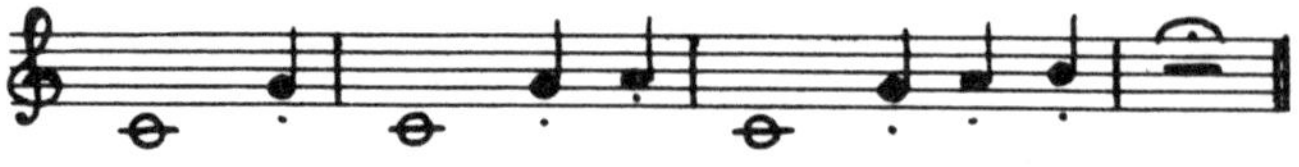

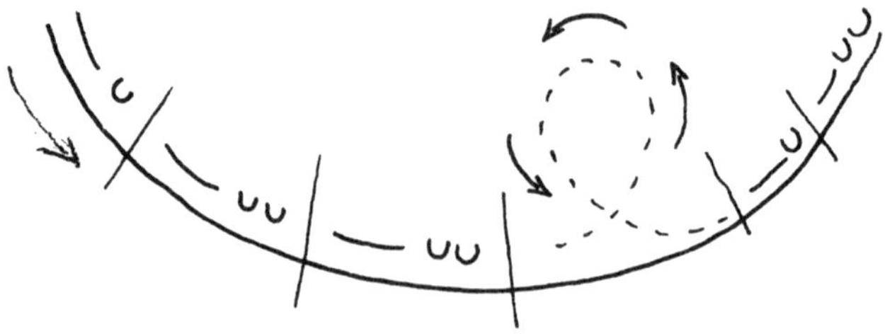

Im Kreisbogen weiter oder in Schleifen: Beim langen Ton sind wir gehalten und desinteressiert, dann raffen wir bei den Kürzen unsere Aufmerksamkeit mehr und mehr zusammen – bis wir schließlich in die größte Aktivität der Pause übergehen. Diese kann länger oder kürzer sein, wie es dem Musiker beliebt. Wir werden überrascht. Wesentlich ist, dass wir tatsächlich das Gefühl bekommen, wir seien von unserem «Nest» – dem langen Ton – weg «ins Fliegen» gekommen. Wir kennen diesen Zustand des Fliegen-Könnens vom Traume her. Nur achte man auf die Gefahr eines Auf- und Abbewegens. Die Pause möchte in der horizontalen Ebene des Rhythmus gehalten werden. Wir haben also den «Nesthöckler» dazu gebracht, hinauszufliegen. Dabei ist er ganz leicht geworden. Den physischen Leib sollen wir ja in der Eurythmie bewegen lernen, als wäre er Ätherleib.
Beim nächsten Klang werden wir durch den Rhythmus wieder ins Zeitmaß eingefangen – wie ein Schmetterling vom Netz, so wir vom Ton. Was tönt, hält unsere Sinneswahrnehmung gefesselt gegenüber dem, was nicht tönt. Letzteres kommt durch ein plötzliches Aus-der-Gebundenheit-Entlassen-Werden zum Ausdruck. Das Wechselspiel dieser Grenzen und Gegensätze bringt den Dicken in Façon.

c) Bei Fettmangel: Wechselrhythmen

Beim *Fettmangel* lassen wir abwechselnd gegensätzliche Rhythmen machen:

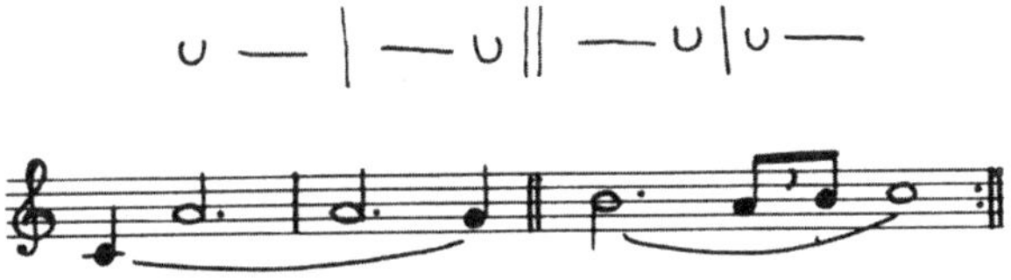

Das kann auf abwechselnd geraden oder runden Formen gemacht werden. Hier gehen wir der Nase nach und schreiten auch auf die langen Töne vorwärts:

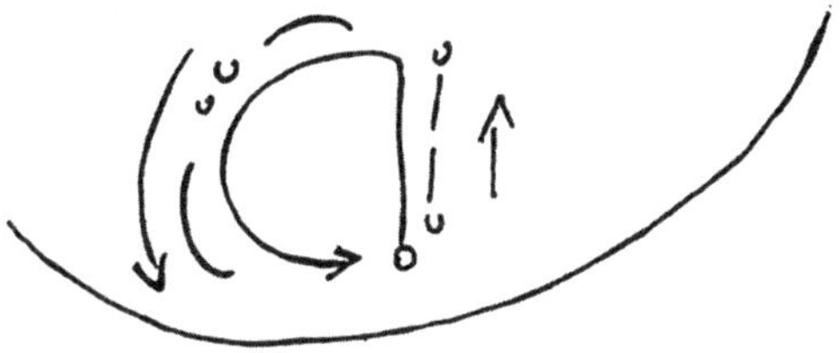

Als Rudolf Steiner einmal beim Unterricht von Nora von Badiz zugeschaut hatte, machte er sie darauf aufmerksam, dass sie bei den Kindern ätherische Kräfte dadurch aufgebaut habe, dass sie gegensätzliche Rhythmen, gerade und runde Formen, abwechseln ließ. Wenn das Fett durch überaktive Astralkräfte verbrannt wird, hilft es, durch solche Dynamik den physischen und ätherischen Leib wieder aufzubauen. («Das ist der ätherische Mensch, der sich im Rhythmus offenbart.»[70] «Rhythmus – im Überwinden der Rhythmen der Umgebung. Kräfte des Umkreises.»[71])

d) Orgelpunkt – Pause

Zuerst führen wir den dicken Menschen noch dorthin, wo sein Zustand ist, wo er in sich ruht – musikalisch: zum Orgelpunkt. Von dort aus lassen wir ihn direkt in die schwungvolle Pause übergehen:

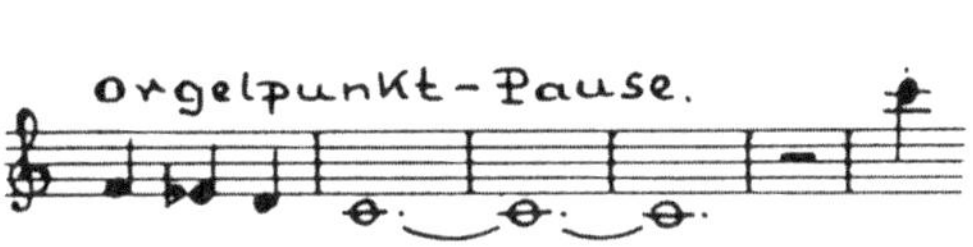

Mit den drei Tönen *f, es, d* schreiten wir in die Spirale hinein, welche wir in den Orgelpunkt – *c* – führen. Im Zentrum angekommen, kreisen wir in aller Ruhe mit dreiteiligem Schreiten weiter, bis der Pianist die Taste loslässt. Dann schießen wir blitzschnell – uns der Peripherie des Kreises zuwendend – in die Pause, und mit der Gebärde werden wir wieder im oberen *c* festgehalten. Diese Übung wird einige Male wiederholt. Nur am Schluss gehen wir in die Ruheposition und lassen unsere Bewegungen nachklingen.

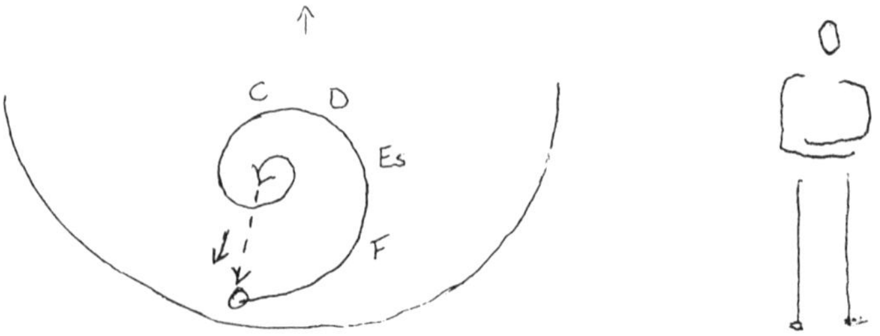

Bei *Fettmangel* würde man die Folge entsprechend umdrehen:

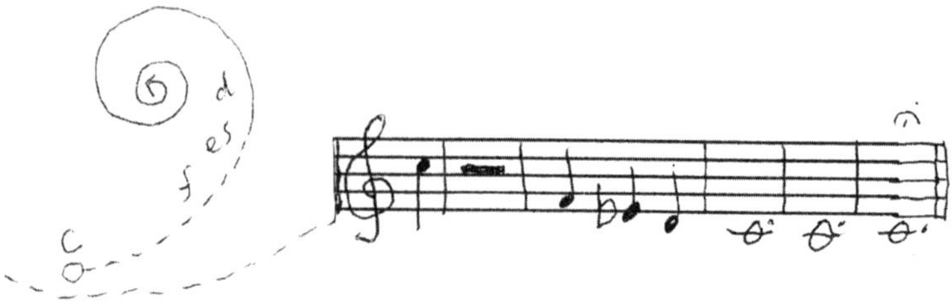

In der Peripherie stehend zuerst das mittlere *c* eurythmisieren, dann die Pause in die Spirale schwingen, dann im Bass *f, es, d* zum *c* als Orgelpunkt führen. So hat der dünne Mensch Zeit, einen wohlgenährten, geschützten Grund und eine Hülle zu bilden.

2. PIANO – FORTE

Es folgt nun eine Übung mit der Tonstärke (siehe auch Kapitel I, 3., S. 17). Bei *Fettablagerung*: Moll-Arpeggien abwärts in zunehmender Tonstärke: <.

Hier werden wir genötigt, wirklich mit dem Willen die ganze Gestalt zu durchdringen.

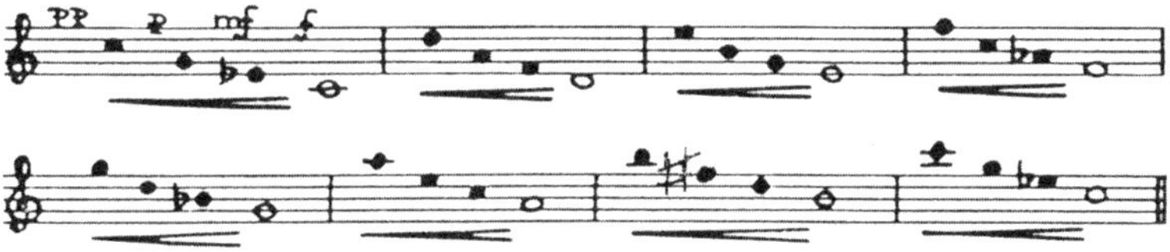

3. TÖNE MIT PAUSEN

Die nächste Übung ist wieder für den *dicken* Patienten, den man noch intensiver animieren muss, Pausen zu gestalten.
Wir lassen ihn eine C-Dur-Skala machen, bei der zwischen jedem Ton eine Pause geschwungen wird.

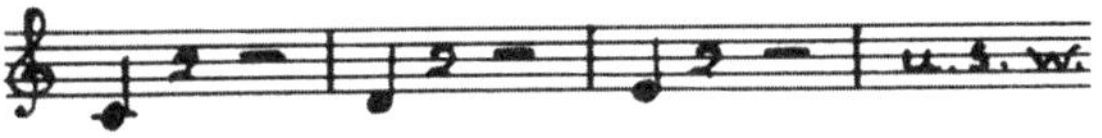

Den Ton lassen wir jeweils stehend erklingen und empfinden seine formgestaltende Kraft – wie ein klarer Kristall. Dann lösen wir ihn wieder auf in der Pause. So können wir «der Nase nach» auf dem Kreis Bögen schwingen, einmal nach innen und einmal nach außen gewendet: Bei der heruntergehenden Skala geht die Form entsprechend nach links. Diese Übung macht der dicke Mensch besonders gerne, und sie tut ihm auch besonders gut, weil er in ein diszipliniertes und doch lockeres Spiel kommt zwischen Schnell-Loslassen und Schnell-sich-wieder-Form-Geben.

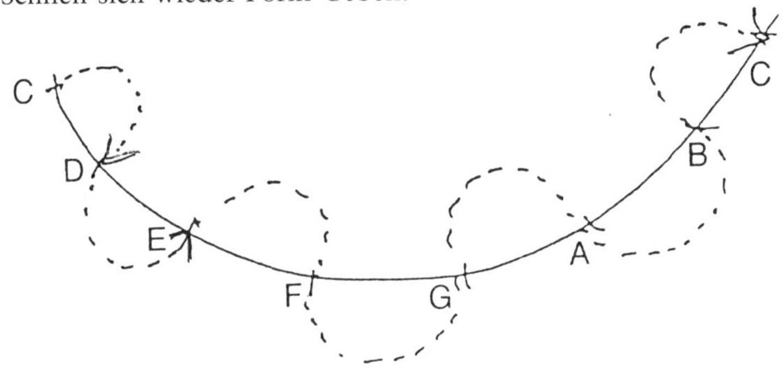

4. TÖNE IM RAUM

Durch die Symmetrie von Spiegelbild-Formen können wir die formgebende Qualität noch stärker wirksam werden lassen. Die Winkel der einzelnen Töne der Skala liegen den Formen als Struktur zugrunde. Es sind dies Bilder für die Charakterisierung der Tongebärden, die bei jeder Tonart eine andere Form ergeben. Wir bewegen uns auf den Formen zu zweit und machen dazu mit den Armen die Gebärden der Töne. Es kann auch eine dritte Person – zwischen den beiden Ausgangsstellungen stehend – die Töne in der mittleren Ebene machen. Das gibt den beiden anderen einen Orientierungspunkt im Raum – wie an unserer Gestalt die Schlüsselbeine. Der Stehende hingegen kann die ganze Gestaltung gleichzeitig wahrnehmen und auf sich wirken lassen.
Man kann bei den dicken Patienten die Übungen gut in Gruppen vornehmen.

Töne im Raum

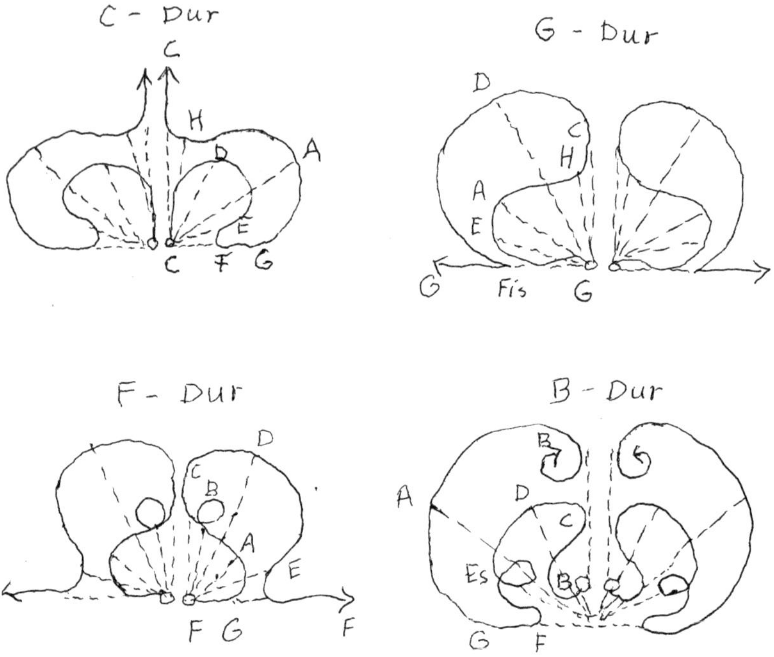

IX. MINERALISCHE ABLAGERUNGEN

Gicht, Arthrose, Deformationen der menschlichen Gestalt

In einem großen Bogen kommen wir zu unserem Ausgangspunkt zurück. Doch haben wir es bei den mineralischen Ablagerungen mit der gesteigerten Form der im ersten Kapitel behandelten rheumatischen Erkrankung zu tun.

Wenn wir die menschliche Gestalt als Ausdruck des Ich ansehen und verfolgen, wie es zur Deformierung dieser Gestalt kommen kann, so können wir wiederum in der Toneurythmie Elemente finden, die hierfür ihre speziellen Heilwirkungen haben.

«Die Geisteswissenschaft ist in der Lage zu zeigen, dass ein großer Teil aller Krankheiten davon herrührt, dass die Verirrungen im astralischen Leibe sich auf den Ätherleib fortpflanzen und auf dem Umwege durch den letzteren die an sich vollkommene Harmonie des physischen Leibes zerstören.»[72]

Es geht bei den mineralischen Ablagerungen darum, die richtige Ökonomie der Harnsäure-Verteilung im Organismus anzustreben. Einerseits muss diese leblose Substanz ausgeschieden werden, um den Körper nicht zu vergiften, andererseits ist sie notwendig für die Denktätigkeit:

«Nur durch diese Imprägnierung der Organe mit Unorganischem kann der Mensch das bewusste Wesen sein, das er ist. Organische Substanz und organische Kraft würde das menschliche Bewusstsein zum tierischen herabdämpfen.»[73]

Der astralische Leib ist im Organismus der Vermittler der Tätigkeit der Ich-Organisation für ätherischen und physischen Leib. Er muss die Organe geneigt machen, die mineralischen Substanzen aufzunehmen, die das Ich hineinlenken will. Wenn nun aber der astralische Leib vorherrscht gegenüber der Ich-Organisation, so kann die sinnvolle Verteilung der Harnsäure nicht richtig vor sich gehen. Sie wird, statt nach außen ausgeschieden zu werden, zu viel im Organismus selbst abgelagert.

«Es entstehen Herde, wo in den menschlichen Organismus untermenschliche (animalische) Vorgänge eingeschoben werden.»[74]

Menschen, die leicht schwitzen, werden weniger von diesen Krankheiten befallen. Vom Medizinischen her wird der Stoffwechsel angeregt, z. B. durch viel Teetrinken, vor allem aber auch durch Bewegung.

Rudolf Steiner wies darauf hin, dass Kinder sich bewegen müssen – bei zu langem Liegen würde die Kalkausscheidung zu stark –, oder man solle drei Stunden lang ihr Interesse wachhalten.

Was geschehen kann, wenn weder genügende Bewegung noch regsames Denken möglich ist, sehen wir an einem schwerfälligen Kind mit Down-Syndrom, dessen zu starke Kalkausscheidung zum Austreten der beiden Oberschenkel aus den Hüftgelenken führte. Dem Kinde konnte man durch seine Dumpfheit schwer das Interesse wachhalten, als es nach einer Operation liegen musste – was den Heilprozess sehr verzögerte.[75]

Um die physische Gestalt als «Ergebnis der Ich-Organisation» besser erfassen zu können, hilft uns noch folgende Betrachtung eines Gegenbildes: Wir sehen, wie das Kind mit Down-Syndrom zu stark den Kräften der Erde verfallen ist (Plattfüße sind bei ihm eine häufige Begleiterscheinung), weil die Gestaltungskräfte der Ich-Organisation zu wenig wirksam sind. Das Kind befindet sich eigentlich in einem zurückgebliebenen Embryonalzustand, in dem das Gesetz des spezifischen Gewichts eine große Rolle spielt. Da das Kind aber doch auf die Erde gekommen und nicht mehr von Wasser umgeben ist, nehmen sich seine Knochen brüchig aus, wie die neue Haut einer Brandblase, die ihr Wasser zu früh verloren hat.

Bei den hier in Betracht kommenden Übungen sprechen wir vor allem die physische Gestalt in ihrer *Rechts-Links*-Dimension an und wollen das Erleben dieser Dimension wachrufen.

«Ist oben und unten hinweisend auf des Menschen geheimnisvolle Beziehung zu den geistigen und materiellen Welten, so ist die Erfahrung des *Rechts und Links* die Beziehung des Menschen zu der in der Form sich ausbreitenden Welt. Und indem er die Form im Rechts und Links aufeinander bezieht, indem er Weisheit walten lässt in den symmetrisch rechts und links angeordneten Formen, empfindet er sich in diesem zweiten Elemente des Raumes. *Dieses Erleben des Sinnes in der Gestalt, der Weisheit in der Form*, in allen möglichen Variationen, dieses Sich-drinnen-Fühlen in diesem Zusammenklange von Sinn und Gestalt, von Weisheit und Form, das erlebte der alte Mensch als dasjenige, was uns heute die abstrakte zweite Dimension ist.»[76]

1. TAKT – TAKTSTRICH

Wie in Kapitel I (S. 16) versuchen wir im Takt durch die «Überwindung der Kräfte der Erde»[77] Wärme und Leben zu erzeugen, nur jetzt intensiviert durch das Üben verschiedener Taktarten (gerader und ungerader Takt, S. 101/103).
Der Taktstrich wird so spät wie möglich gemacht, damit er eigentlich keine Zeit in Anspruch nimmt. Haarscharf, wie ein Gongschlag, entsteht dieser Einschnitt.
Man braucht die größte Konzentration und Geistesgegenwart, um an diesem «Tode» erst richtig wach zu werden. Dann können wir die gewonnene «Feuerkraft» in die Knochen schicken. Mit Entschlusskraft ergreifen wir die Gestalt wie von außen und stellen sie in den rechten und in den linken Raum hinein. Wir lassen also das Ich-Bewusstsein wie von außen in diesen Knochenbau, den wir als Instrument benützen, hereinwirken.
Auf jedes Gefühl, das in einem Hoch-Tief oder in einer Kopfwendung zum Ausdruck kommen könnte, verzichten wir. Geradeaus schauend mit aufrechter Haltung schreiten wir sicher und entschlossen der Schwerkraft entgegen.

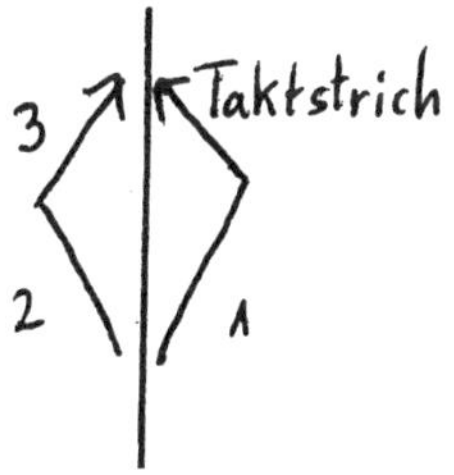

Beim Dreivierteltakt fällt die Hauptbetonung auf den ersten Taktteil. Der dritte Taktteil ist etwas stärker als der zweite. Der Schwerpunkt der Gestalt ist beim ersten Schlag ganz über dem rechten Fuß, beim dritten Schlag ganz über dem linken und beim Taktstrich dazwischen.

Das dynamische Element wird dadurch verstärkt, dass wir mit jeder Taktart ein variiertes Verhältnis der Gewichtsverteilung finden. Der *Sechs-Achtel-Takt* fordert außerdem eine größere Geschicklichkeit, die an die gesunde Geistesgegenwart appelliert.

Wenn der Sechsachteltakt «zweiteilig» erscheint – wodurch mehr das Tänzerische zum Ausdruck kommt –, führen wir die erste Takthälfte wie den Dreiertakt aus. Dann, auf den betonten vierten Schlag, kreuzen wir mit dem rechten Fuß über vorne nach links hinüber und lassen den fünften und sechsten Schlag – wie den zweiten und dritten – links nachkommen (Beispiel: Beethovens Bagatelle, Op. 119, Nr. 5, S. 103).

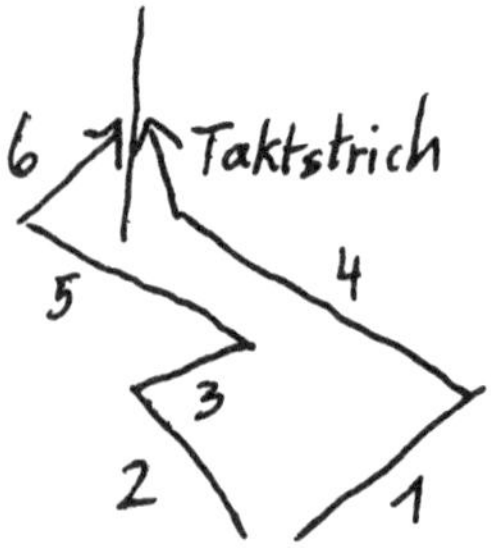

2. DUR-MOLL-DREIKLÄNGE IN RAUM-RICHTUNGEN

Siehe dazu auch Kapitel II (S. 23).

Mit der nächsten Übung wirken wir von anderer Seite her durch die Rechts-Links-Dimension erwärmend auf unsere Gestalt:

a. Wir bilden einen Dur-Dreiklang und einen Moll-Dreiklang, so wie er bei der Eurythmiefigur für die Kadenzbewegung gegeben ist. Beim Moll-Dreiklang wird die Terz mit dem linken Arm nach links unten ausgeführt, so dass der Bewegungsstrom von unten nach oben der Hohlhand und der Innenseite des Unterarms entlang unserem Zentrum zufließt. Mit der rechten Hand kommt dann die Quinte dazu. Die beiden Dreiklänge werden als Melodie gespielt:

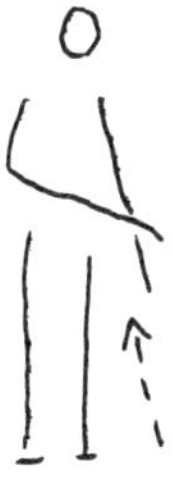

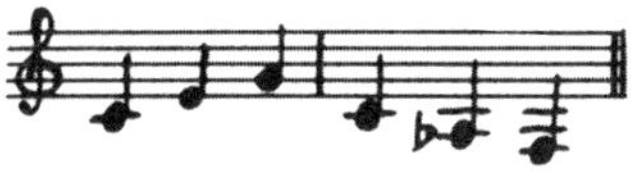

b. Dann lassen wir je einen zweiten Dreiklang folgen, der als Akkord gespielt wird – ergänzt durch den Oktavton. Bei diesem Akkord bilden wir schnell hintereinander: Prim, Terz, Quint und fügen mit dem Terz-Arm die Oktave-Bewegung hinzu, ohne die Akkordgebärde aufzulösen. Dazu schreiten wir in folgender Weise:

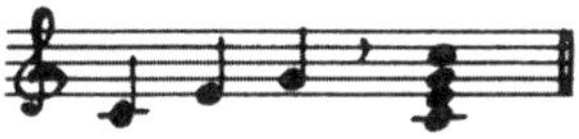

In Dur: diagonal nach rechts vorne:
Prim – Schritt mit dem rechten Fuß
Terz – Schritt mit dem linken Fuß
Quint – Schritt mit dem rechten Fuß
Akkord: Schritt links } schnell hintereinander
Schritt rechts } («kurz-lang»)

In Moll: diagonal nach links hinten:
Prim – Schritt links
Terz – Schritt rechts
Quint – Schritt links
Akkord: Schritt rechts } schnell hintereinander
Schritt links } («kurz-lang»)

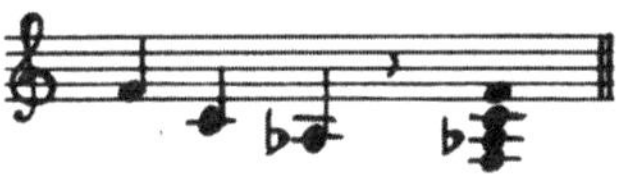

Um die volle Kadenz-Bewegung sichtbar zu machen, führen wir beide Arme in einem Bogen hinüber – von links nach rechts für den Dur-Akkord und von rechts nach links für den Moll-Akkord.[78]
Bei dieser umfassenden Gebärde kann man die Ich-Nähe der Oktave in Form einer großen warmen Kugel empfinden, in der man mitten darinnen steht, aus deren Fülle heraus man seine Bewegung holt.

Es ist die natürliche Tendenz, den Dur-Dreiklang etwas über der Schulterhöhe zu bilden, den Moll-Dreiklang etwas unterhalb.
In der folgenden Variante dieser Übung steigern wir die Wärmeerzeugung, indem wir die zusätzliche Anstrengung machen, die Gebärde in entgegengesetzter Richtung zu bilden.

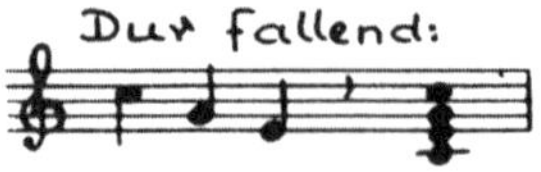

Wir führen die Gebärde von oben nach rechts unten und schreiten dazu seitlich nach rechts (Dur).

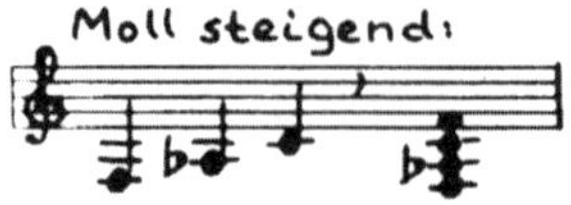

Wir führen die Gebärde von unten nach links oben und schreiten dazu diagonal nach links vorne (Moll).

Wenn wir alle vier Folgen nacheinander machen, kommt diese Form zustande:

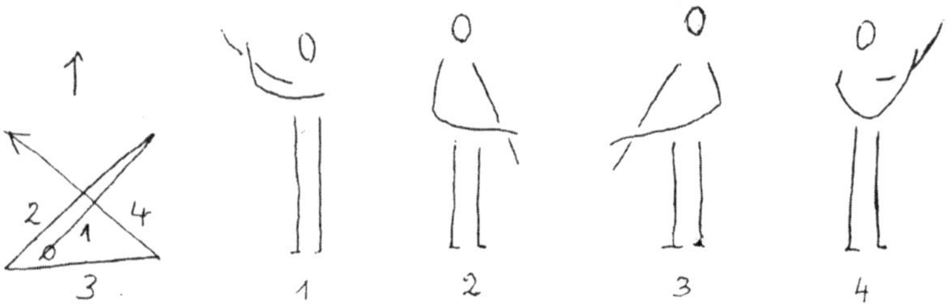

Diese Übung wird dann etwas schneller gemacht, damit man den durchgehenden Strom zwischen rechts und links stärker spürt. Die innere Umstellung zwischen den Akkorden ist wichtig, so dass man deutlich nacheinander ergreifen kann: die Gebärde, die gerne *mit* dem Dur nach *oben* und *mit* dem Moll nach *unten* geht; dann die Gebärde, die sich anstrengen muss, um mit dem *Dur nach unten* und mit dem *Moll nach oben* – gegen den natürlichen Strom – zu gehen.
Es ist eine große Hilfe für das Erzeugen eines *Wärme*empfindens, wenn man mit den Farben der Eurythmiefiguren arbeitet, die für die Dur- und Moll-Dreiklanggebärden gegeben sind. Sie können einen mit wahrem *Enthusiasmus* erfüllen, der uns heute etwas fremd geworden ist.

In einem Vortrag über «Die Hierarchien und das Wesen des Regenbogens» weist Rudolf Steiner darauf hin, dass die Wesenheiten der Seraphim «von sich wissen durch ein Erlebnis, von dem der Mensch einen schwachen Nachglanz hat, wenn er (...) die Erfahrung macht, die ihn in eine *glühende Begeisterung* versetzt. (...) Die *Wärme* ist bloß der Ausdruck dafür, dass diese Wesenheiten da sind. (...) Die Wärme ist nur die Offenbarung der Seraphim, Cherubim, Throne. (...) Und das ist das saturnische Dasein.»[79]

3. TEMPOWECHSEL

Nun kommen wir zum Element des Tempowechsels, welches Rudolf Steiner als das «Leben des Melos»[80] bezeichnet, was vor allem durch die Wechsel der Gegensätze spürbar wird.
«Nun ist es ja wirklich so, dass im Musikalischen das meiste auf die Veränderungen ankommt, wie überhaupt in der Bewegung alles auf die Veränderungen ankommt.»[81]
Um den Übergang *von einem langsamen zu einem schnellen Tempo* zum Ausdruck zu bringen, müssen wir «geradezu dem Körper einen Ruck nach rechts geben» und «den Kopf nach rechts vorne wenden». Wenn wir *von einem schnellen zu einem langsamen Tempo übergehen*, müssen wir «dem Körper einen Zug nach links geben» und «den Kopf links nach hinten wenden».[82]
Beispiel: L. v. Beethoven: Variation XIV, aus: 24 Veränderungen über «Vieni Amore» von Righini (S. 110). Die Musik beginnt mit einem schnellen Tempo. Wir bewegen uns zum Rhythmus und zur Tonhöhe dem Kreis entlang.
Dann, *bevor* das langsame Tempo einsetzt, beginnen wir die entsprechende Bewegung mit Zug nach links und bewegen uns in der neuen Kreisrichtung weiter.
Kurz *bevor* das schnelle Tempo wieder einsetzt, machen wir den entsprechenden Ruck nach rechts, um uns in der neuen Kreisrichtung weiter zu bewegen.
Wichtig ist der *Übergang zwischen* rechts und links und dass die Bewegung in der *Zwischenzeit, zwischen* den zwei Tempi, vollzogen wird.

4. INTERVALLE

Zum Abschluss führen wir die Intervalle so aus, dass wir zuerst jedes vom Grundton aus nach oben bewegen – mit der Intervall-Form *nach rechts* – und dann vom Grundton aus spiegelbildlich nach unten, mit der Intervall-Form *nach links*.

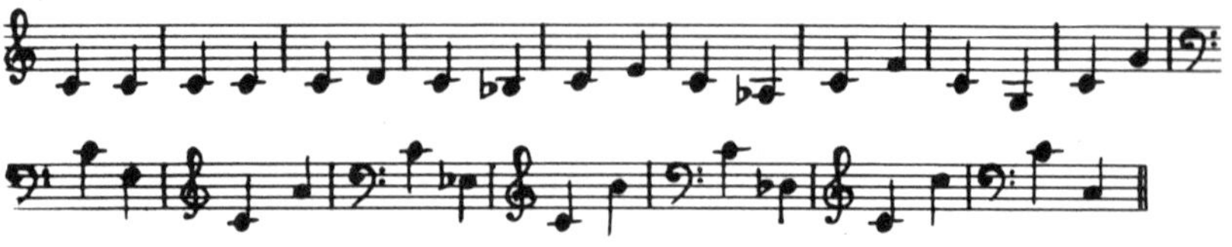

Die Tonhöhe nehmen wir zur Intervallgebärde dazu und verteilen sie rechts und links auf die beiden Arme. Nach unten tauchen wir in die Wärmeempfindung ein und nach oben in den Lichtbereich. Wir achten besonders auf die Übergänge, die zwischen dem Hörbaren liegen, und spüren, wie der Bewegungsstrom zwischen rechts und links immer durch unsere Mitte strömt. Das heilende Element liegt in der Freiheit des schöpferischen Momentes, den wir uns immer wieder im unhörbaren «Dazwischen» erobern müssen.
«Hier im Bereich der Intervalle sind wir im schöpferischen Zentrum des göttlichen Wesens Musik angelangt, mit ihm müssen wir uns identifizieren. Die Schaffenskräfte unseres Ich-Wesens müssen wir in unserer Seele wirken lassen, sie können sich dann in unsere Gestalt ergießen und durch Bewegung und Gebärde zum Ausdruck kommen.»[83]
Zur Gesundheit kommen wir, wenn die Knochengestalt selber auf diese Weise wieder recht zum Erklingen gebracht werden kann, indem sie sich erinnernd einstimmt in die Klänge, die sie erschufen.

NACHWORT

Es haben sich für diese Arbeit als Musik-Beispiele in der Hauptsache Kompositionen von Beethoven als geeignet erwiesen, denn gerade bei ihnen finden wir die Möglichkeit, die einzelnen Elemente in ihren starken Gegensätzen zu erfassen. Dadurch entsteht die Notwendigkeit umso stärker, das *zwischen* den Polaritäten liegende schöpferische Freiheitsmoment zu erzeugen, welches wir dem Raum *und* der Zeit abringen müssen. Von dieser Mitte aus können wir mit unserem Ich-Bewusstsein die Elemente beherrschend durchdringen und ihre Naturgegebenheiten überwinden lernen. Dadurch kann erst das eigentlich Heilende in Kraft treten.
Wir wissen, wie Beethoven selber um seine Motive gerungen hat. Edwin Fischer charakterisiert sein Schaffen mit folgenden Worten:
«Beethoven appelliert ... an den Bauwillen des Hörers. Er erreicht dieses Gefügtsein, Folgerichtige, organisch Gewachsene, dieses mit ungeheurem Zielbewusstsein auf einen Punkt hin steuernde durch eine höchste geistige Disziplin. Wie vieles hat er eliminiert, verkürzt, vereinfacht und veredelt ... In diesem Ringen mit dem Dämon, in diesem Sich-Versagen von billigen Effekten, in diesem Maßhalten, Auswägen, Neinsagen, in dieser Beherrschung seiner Triebhaftigkeit zeigt sich der Meister, die wahre Größe.»[84]
Nie jedoch verließ Beethoven das Bewusstsein, aus göttlich-geistigen Kräften heraus schöpfen zu müssen:
«Ja, von oben muss es kommen, was das Herz treffen soll.»
(Beethoven zu J. A. Stumpf)

Das Bild von seinem Sehnen und Streben kommt wie ein Sinnbild in seiner einzigen Oper «Fidelio» zum Ausdruck, wo der im unterirdischen Kerker schmachtende Florestan, von Leonore befreit, wieder zum Tageslicht hinaufgeführt wird.
Ähnlich wie Rudolf Steiner das dichterische Schaffen von Conrad Ferdinand Meyer charakterisiert, könnte man seine Worte auf Beet-

hovens musikalische Gestaltungs- und Umwandlungskraft anwenden:

«Weil er den lebensvoll
Ergriffnen Stoff
In reinstes Formensein
Zu wandeln wusst',
Ergab sich seiner Form
Des Geistes Sein
In voller Lebenskraft.»[85]

Die heilende Wirkung von Beethovens Werken kann durch die Eurythmie verstärkt werden. Was uns durch sie an Möglichkeiten offenliegt, kommt in Marias Worten im dritten Mysteriendrama von Rudolf Steiner zum Ausdruck:

«Der Leib, der Erdenseelen eigen ist,
Er trägt in sich die Mittel, göttlich Schönes
In hehren Bildern wirksam nachzuschaffen.
Und diese sind, wenn auch ihr Dasein nur
Sich schattenhaft in Menschenseelen zeigt,
Die Keime doch, die einst im Weltenwerden
Zu Blüten und zu Früchten werden müssen.
So dient durch seinen Leib der Mensch den Göttern.
Und seines Seelenlebens wahrer Sinn
Erscheint ihm nur, wenn sich in seinem Leibe
Die Kraft zum wesenhaften ‹Ich› erfühlt.»[86]

ANHANG 1

Zu der eurythmischen TAO-Übung

Lea van der Pals

I
Raum – Zeit, Hin und Zurück

Im älteren Sprachgebrauch finden sich öfters Bezeichnungen, wo Raum für Zeit (und umgekehrt) verwendet wird:

Weg – Stunde, Tage – Reise
Zeitraum
ein «Morgen» (Land)

Was bedeuten nun «Hin» und «Zurück», wie es z. B. für eine eurythmische Gebärde angegeben ist? Wenn ein Zeitstrom erlebt wird als ausgehend von einem Anfangspunkt und hinstrebend zu einem Ziel, so empfinden wir das als Richtung, als Bewegung. In Wirklichkeit aber begegnet dieser Zeitströmung eine gleichzeitig entgegengesetzte, die vom Ende zum Anfang strömt, sodass wir ständig gehalten sind, im Treffpunkt dieser beiden Ströme, also das «Jetzt», die Gegenwart als im Gleichgewicht zwischen Vergangenheit und Zukunft als Schwebezustand ohne Dauer zu erfahren. Wenn es nun heißt, eine «Bewegung zurückführen», so kann es nicht «weniger» oder «dünner» bedeuten. Es muss eine *positive* Bedeutung haben: «näher dem Anfang» oder zugleich «näher dem Ziel». Wenn der Hin-Strom ein Erreichen eines Zieles ist, ein Erweitern, ein Vergrößern, ein Intensivieren, eine «Oktave» des Ursprungs, ein Ausatmen des von Innen Herangestrebten, so muss der Zurückstrom ein von allen Seiten Sich-Zurücknehmen, Konzentrieren, ein Ballen der Kräfte, eine erhöhte «Potenz» der Lebens- und Schaffenskraft in den Ausgangs- und Quellpunkt in verwandelter und erneuerter Form sein.
Dem Ausgeatmet-Haben muss also nun ein Sich-Öffnen, ein Aufnehmen, ein In-Sich-Kehren folgen, dem «Zurückströmen» muss

ich entgegengehen, mit aufnahmebereiten, geöffneten Organen, sodass ein immer Neues entstehen, ein Schwach-Gewordenes erneuert, ein Verbrauchtes geheilt werden kann. Also das «Gefäß» muss dem Lebensstrom entgegengetragen werden, der aus der Fülle kommt.
Vielleicht versteht man so die eurythmische Aufgabe: vorwärts gehen, dem Rückstrom entgegen. Und vielleicht versteht man auch die TAO-Übung dadurch: «Eine toneurythmische Meditation», wie sie Rudolf Steiner im 5. Vortrag des Toneurythmie-Kurses beschreibt: «Leben zurückwerfen ins Leblose» – Heilmittel bei Verhärtungen in der Lungengegend. Schwächere Form: zurückgehende Sext: Empfindung zurückwerfen (3. Vortrag).

II
In anderen Worten dasselbe noch einmal:

Wann beginnt ein bestimmter Zeit-Ablauf? Wann hört er auf, kommt an ein bestimmtes Ziel? In jedem Moment bin ich im Spannungsfeld zwischen Vergangenheit (wo es begonnen hat) und Zukunft (wo es angekommen sein wird), ich kann mich fühlen wie im Zusammenströmen von zwei Flüssen, deren Treffen ich als «Jetzt» bezeichnen kann. In diesem «Moment» bin ich wie in der Schwebe zwischen Vergangenheit und Zukunft, zwischen Gewordenem und Werden.
Wenn es nun heißt: ich soll den Weg zurückgehen und doch in der fortlaufenden Zeit darinnen bleiben, so muss ich vielleicht am ehesten mich selber ändern, mich selber öffnen, dasjenige, was mir entgegenströmt, in mich hereinnehmen, rückwärts erleben, und zugleich vorwärts schreiten.

ANHANG 2

Aus: *«Der Kaufmann von Venedig»* von William Shakespeare:

Fünfter Aufzug. Erster Auftritt.

LORENZO:
Hier sitzen wir und lassen die Musik
Zum Ohre schlüpfen; sanfte Still' und Nacht,
Sie werden Tasten süßer Harmonie.
Komm, Jessica. Sieh, wie die Himmelsflur
Ist eingelegt mit Scheiben lichten Goldes.
Auch nicht der kleinste Kreis, den du da siehst,
Der nicht im Schwunge wie ein Engel singt
Zum Chor der hellgeäugten Cherubim.
So voller Harmonie sind ew'ge Geister;
Nur wir, weil dies hinfäll'ge Kleid von Staub
Uns grob umhüllt, wir können sie nicht hören.
Bemerkt nur eine wilde flücht'ge Herde,
Der ungezähmten jungen Füllen Schar;
Sie machen Sprünge, blöken, wiehern laut,
Wie ihres Blutes heiße Art sie treibt;
Doch schallt nur die Trompete oder trifft
Sonst eine Weise der Musik ihr Ohr,
So seht Ihr, wie sie miteinander stehn,
Ihr wildes Auge schaut mit Sittsamkeit,
Durch süße Macht der Töne. Drum lehrt der Dichter,
Gelenkt hab' Orpheus Bäume, Felsen, Fluten,
Weil nichts so stöckisch, hart und voll von Wut,
Das nicht Musik auf eine Zeit verwandelt.
Der Mann, der nicht Musik hat in ihm selbst,
Den nicht die Eintracht süßer Töne rührt,
Taugt zu Verrat, zu Räuberei und Tücken;
Die Regung seines Sinns ist dumpf wie Nacht,
Sein Trachten düster wie der Erebus.
Trau' keinem solchen. – Horch auf die Musik.

1. ZUSAMMENFASSUNG: NEUN ÜBUNGSREIHEN

Es ist wichtig, diese Übungsreihen jeweils in der angegebenen Reihenfolge durchzuführen.

I. RHEUMATISCHE ERKRANKUNGEN

Vorbereitend, S. 13
Dur-Moll-Weben (aus- und einatmende Bewegung – keine Dreiklanggebärde; große und kleine *Terzen* abwechselnd)

1. **Intervalle,** S. 14
   a. Terz – Septim,
   Sekund – Septim, Prim – Septim:
   mit den Armen (eventuell einzeln)
   b. Dasselbe mit den Beinen
   c. Wieder mit den Armen (wie 1a.)

2. **Takt,** S. 16
   mit Taktstrich: Vierviertel- oder Zweivierteltakt, schreitend
   Schumann Marsch, S. 101

3. **Forte und Piano**: Moll-Arpeggien in zunehmender Stärke, S. 17

4. **Wiederholung der Intervallübung 1,** S. 18

II. HAUTERKRANKUNGEN

Vorbereitend, S. 22
Übungen im Tasten, mit Gegenständen,
1. Berührtwerden, 2. Greifen, 3. Loslassen

1. **Tondauer,** S. 23

2. **Dreiklanggebärden,** S. 23
   a. Moll-Dur abwechselnd, *umdeuten*
   b. Dreiklänge mit anschließender *Oktav*-Bewegung

   a. Intervalle, S. 25
   a Quint Terz Quint Septim Quint Oktav } mit Form
   b. Quint Terz Quint Septim Quint Oktav }

b. mit den Beinen
c. mit den Armen und der Form wie a.

3. C-Dur-Skala, S. 26

a. Konkordanzen

a. Intervall-Vokal-Konsonant / Konsonant-Vokal-Intervall } (für trockene Ekzeme)
b. Ton-Vokal-Konsonant / Konsonant-Vokal-Ton } (für nässende Ekzeme)

Zirkulationsstörungen

III. GROSSER KREISLAUF

Zentrale Stauung

1. Spiralen mit Moll und Dur, S. 33
a. Mit Dreiklanggebärde als Abschluss
b. Mit Vokalen: AE, OU
c. Mit Dreiklanggebärde als Abschluss
Dreiklangbewegung mit Umdeuten

2. Moll-Skala (a-moll) schreitend, S. 36

3. Intervalle: Jedes Intervall aufwärts und zum Grundton zurück.
S. 38
a. Arme
b. Beine

4. Dur- und Moll-Spiralen, S. 42
wiederholen wie 1.

IV. GROSSER KREISLAUF

Periphere Stauung

1. Spiralen mit Moll und Dur und I-Mitte, S. 43
a. Mit Dreiklanggebärde als Abschluss
b. Mit Vokalen: AE, I, OU, I
c. Mit Dreiklanggebärde als Abschluss

2. **Dur-Skala (C-Dur),** S. 44
   a. Töne mit Schreiten und Springen
   b. mit Form
   c. mit Takt und Taktstrich

3. **Pathos-Ethos,** S. 47
   Beethoven, Righini Var. XX, S. 106

4. **Oktaven abwärts,** S. 48

5. **Dur- und Moll-Spiralen,** S. 49
   wiederholen, wie 1.

V. KLEINER KREISLAUF

1. **Spiralen mit Moll und Dur, klein,** S. 50
   a. mit Dreiklanggebärde als Abschluss
   b. mit Vokalen AE, OU
   c. mit Dreiklanggebärde als Abschluss
   Dreiklangbewegung
   a. mit Umdeuten
   b. mit anschließender Terzbewegung

   Vorbereitende Übung mit Stab oder Kugel, S. 52

2. **Tonhöhe umspielen,** S. 54
   a. im Stehen oder Sitzen
   b. mit Form

3. **Tonhöhe mit Motivschwüngen,** S. 55
   Corelli, Sarabande, S. 107

4. **Takt-Rhythmus-Melos zusammen,** S. 56
   Bach, Choral, S. 109
   a. Takt und Tonhöhe
   b. Takt und Rhythmus
   c. Rhythmus und Tonhöhe
   d. Takt, Rhythmus und Tonhöhe

VI. ZUCKER

1. **Konsonanz – Dissonanz – Auslöschen – I,** S. 60
   Telemann, Adagio, S. 112

2. **Oktaven abwärts,** S. 63
   Septim zum Grundton, dann Oktave

3. **Intervalle zum Grundton, gefolgt vom Konkordanz-Vokal,** S. 64
   a. mit den Armen
   b. mit den Beinen
   c. wieder mit den Armen (wie a)

VII. EIWEISS

1. **Zusammenwirken verschiedener toneurythmischer Elemente,** S. 68
   Takt und Melos (2/4 Takt)
   Beethoven, Bagatelle, Op. 33, Nr. 6, S. 102
   a. Takt mit Tönen (C-Dur-Skala, 2/4 Takt)
   b. Melos Ton
   c. Skala mit Raumformen
   d. Melos mit Tönen auf Form

2. **Tonhöhe und Tontiefe (Ethos-Pathos),** S. 70
   a. Übung
   b. Beethoven, Righini Var. XX, S. 106

3. **Motivschwung,** S. 71
   Beethoven, Bagatelle, Op. 33, Nr. 6, S. 102

4. **Rhythmus – Ton,** S. 72

5. **Ergänzende Intervalle,** S. 72
   mit Formen

VIII. FETT

1. **Rhythmus**, S. 74
   a. Scharf akzentuierter Rhythmus
      Bach, Polonaise, S. 107
   b. Rhythmus mit Pausen, S. 75
      Beethoven, Diabelli Var. XIII, S. 108
   c. Bei Fettmangel: Wechselrhythmen und Wechsel von runden und geraden Formen, S. 76
   d. Orgelpunkt – Pause, S. 77

2. **Piano – Forte**, S. 78
   Beethoven, Diabelli Var. XIII, S. 108

3. **Töne mit Pausen**, S. 78

4. **Töne im Raum (Tonbilder der Skala)**, S. 80
   C-Dur-Skala, S. 116

IX. MINERALISCHE ABLAGERUNGEN
(Gicht, Arthrose, Deformationen der menschlichen Gestalt)

1. **Takt – Taktstrich**, S. 83
   gerader und ungerader Takt, S. 101–103

2. **Dur-Moll-Dreiklänge in Raum-Richtungen**, S. 84

3. **Tempowechsel**, S. 87
   rechts Ruck
   links Zug

4. **Intervalle**, S. 88
   hinauf rechts
   hinunter links

2. ÜBERSICHT: NOTENBEISPIELE

Marsch

aus: „Bunte Blätter" Op. 99 Nr. 11

R. Schumann

Sehr getragen

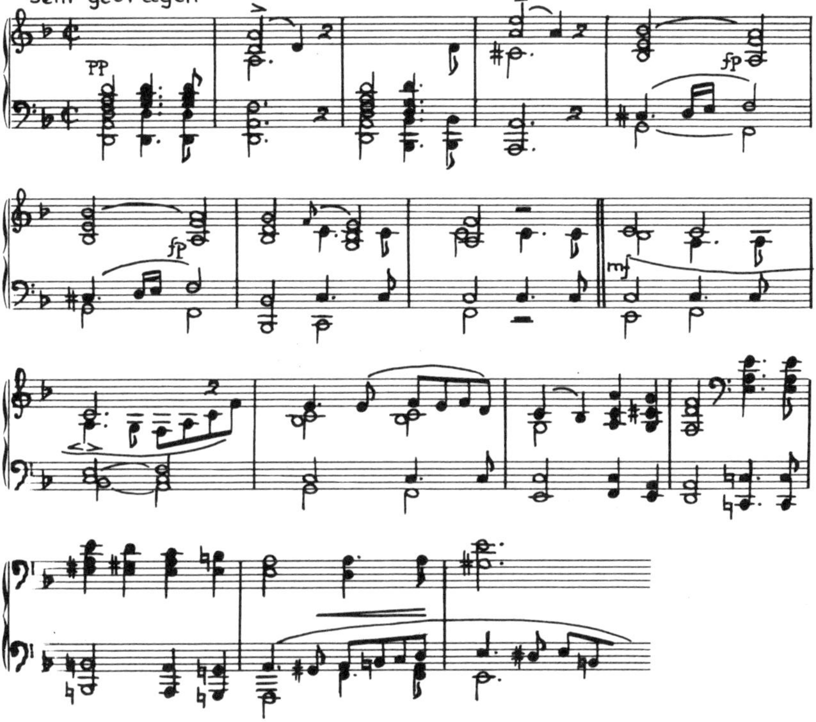

Bagatelle, Op. 33 Nr. 6

Allegretto quasi Andante
con una certa espressione parlante

L. v. Beethoven

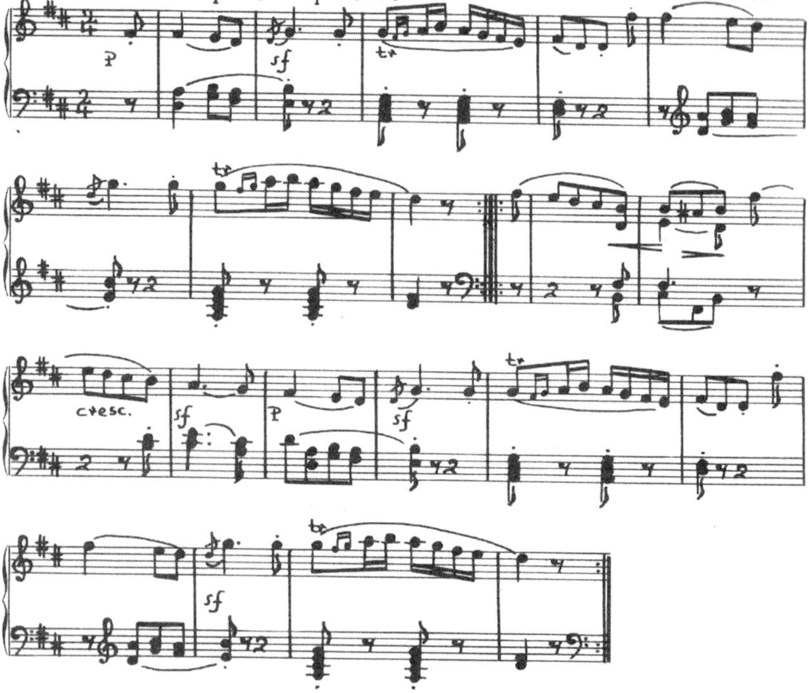

Bagatelle, Op. 119 Nr. 1

Allegretto

L. v. Beethoven

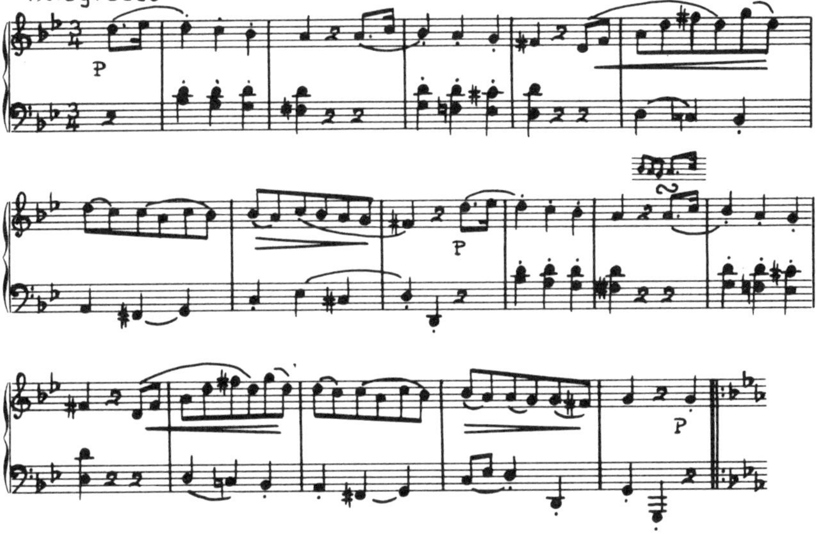

Bagatelle, Op. 119 Nr. 5

Risoluto

L. v. Beethoven

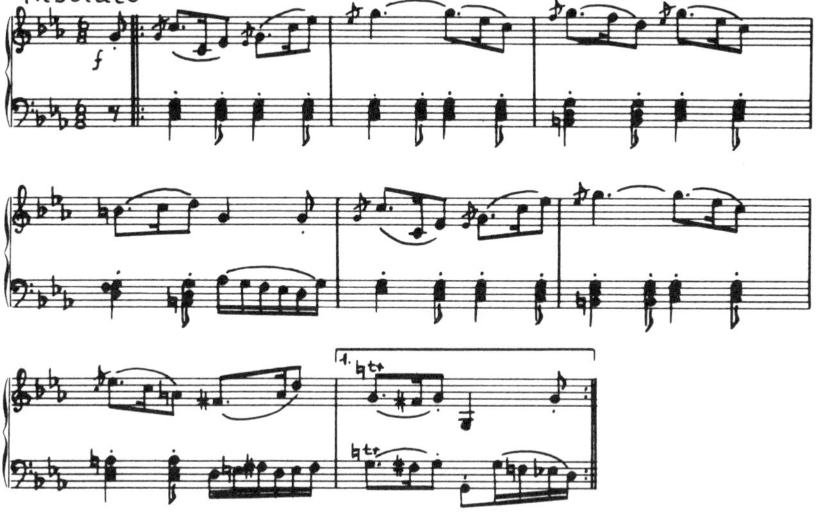

Phantasie, Op. 77
(Anfang)

L. v. Beethoven

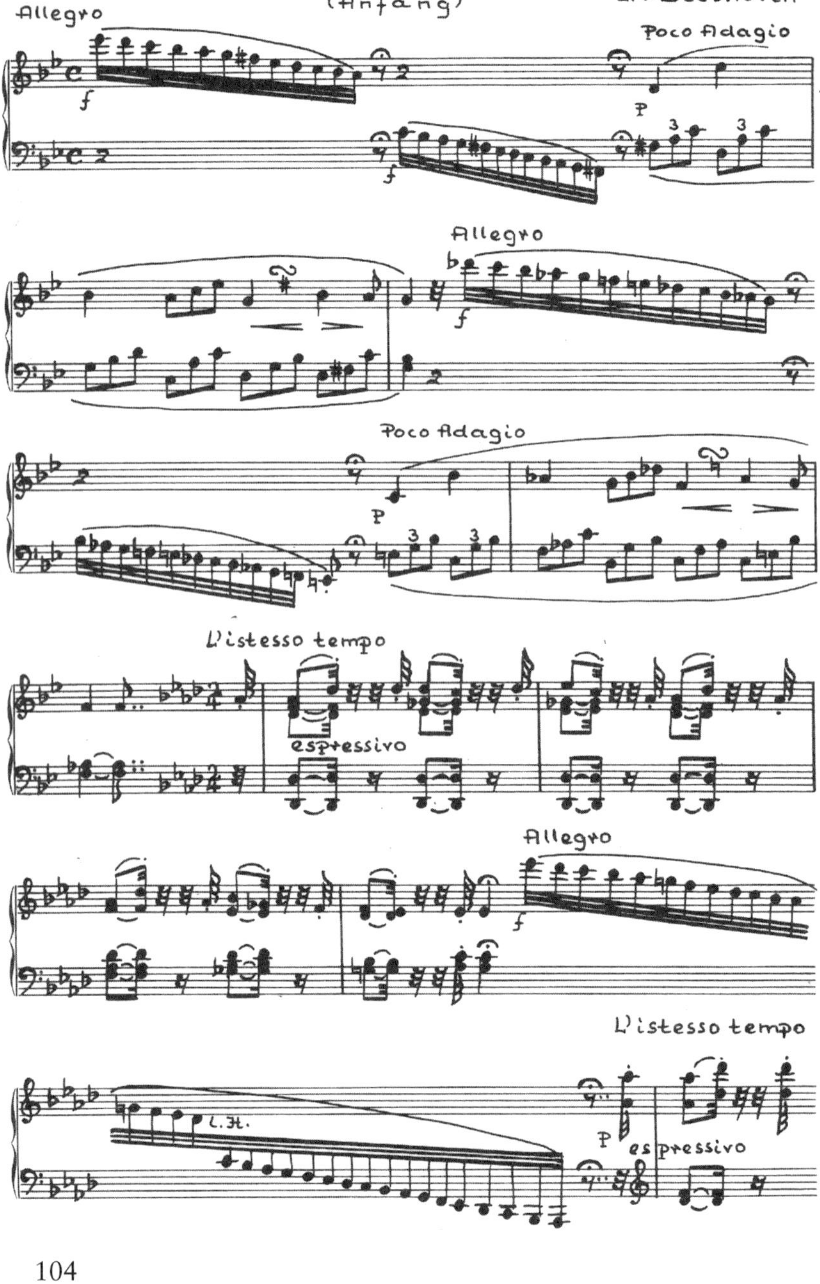

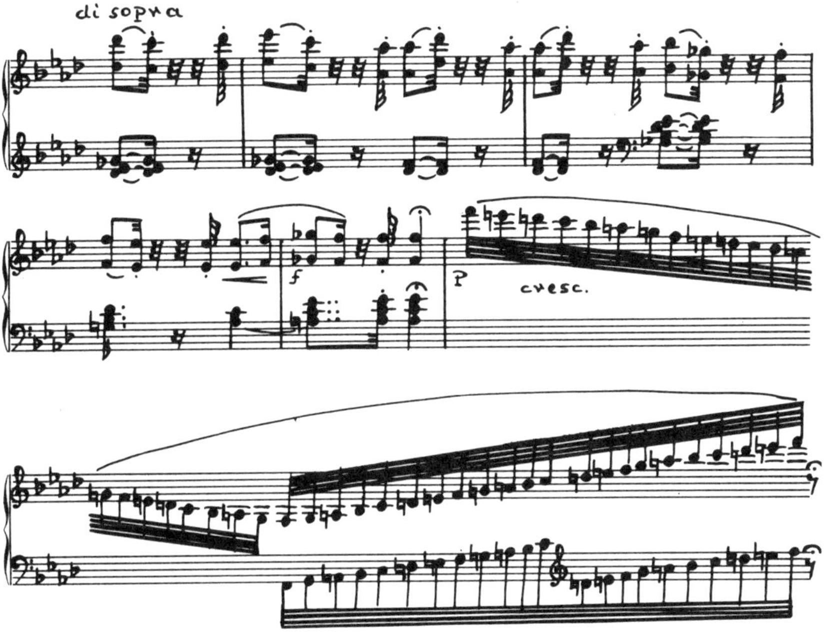
di sopra
f
p
cresc.

Variation XX aus: 24 Variationen über „Vieni amore" von Righini

L. v. Beethoven

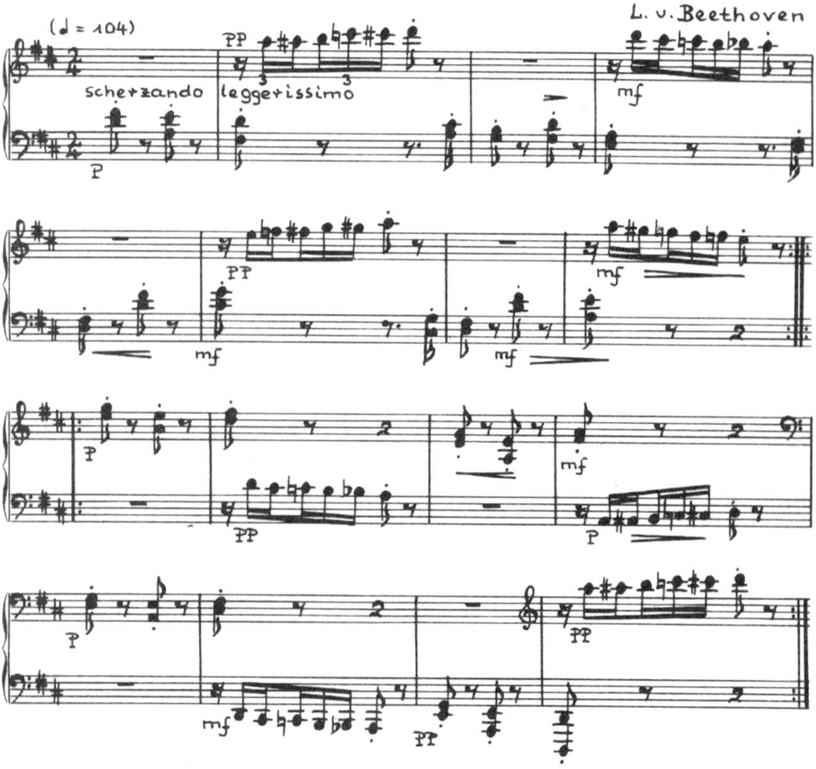

Sarabande.

A. Corelli

Largo

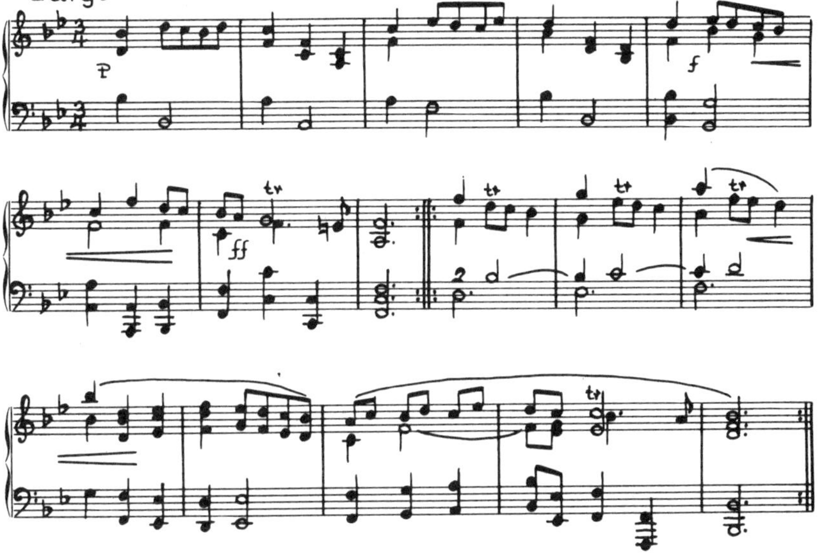

Polonaise

J. S. Bach

Bewegt

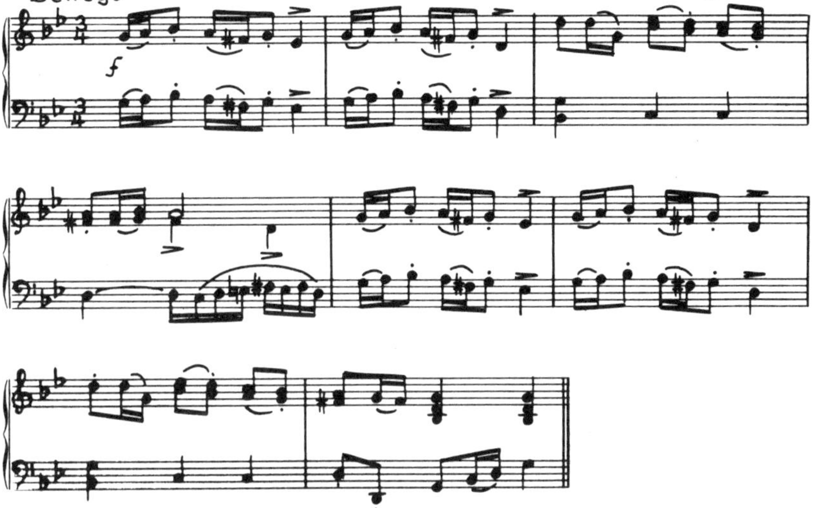

Variation XIII aus: 33 Veränderungen über einen Walzer von A. Diabelli
Op. 120

Vivace

L. v. Beethoven

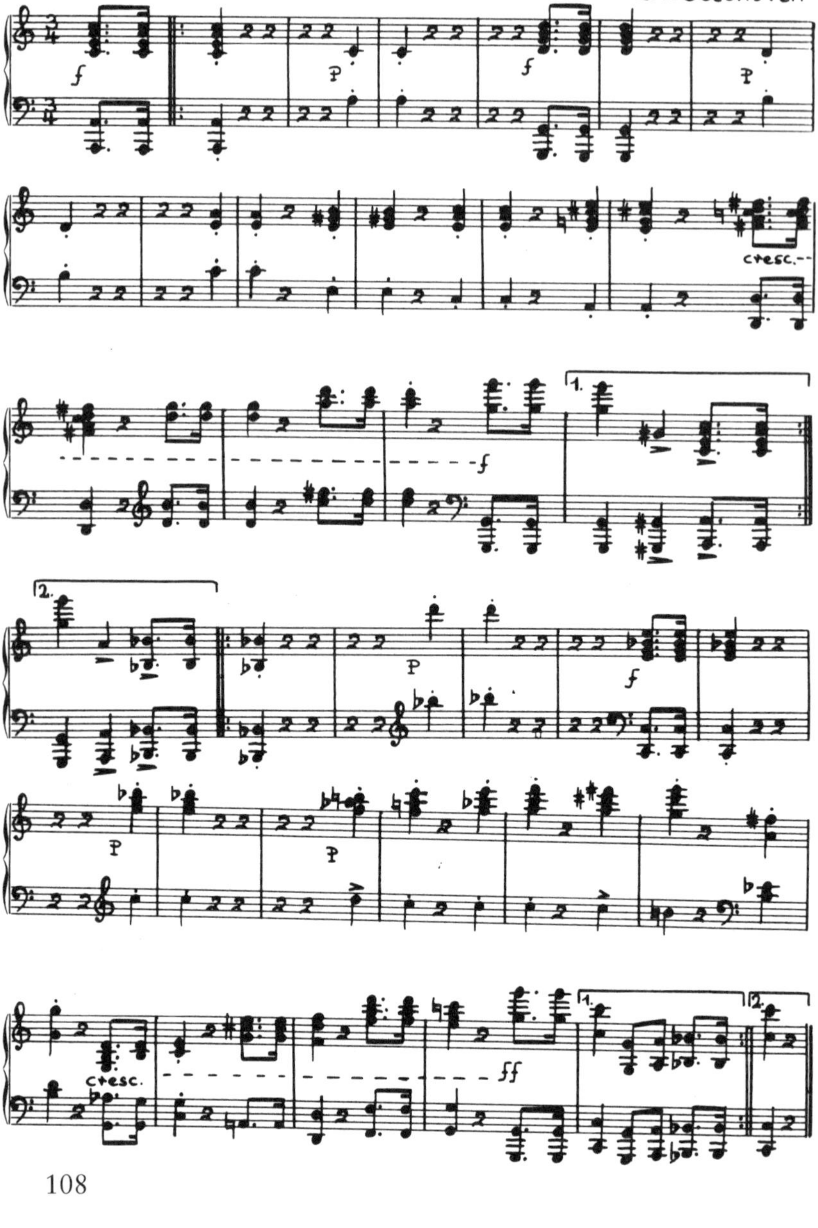

Choral

„Wer nur den lieben Gott läßt walten"

langsam, getragen

J.S. Bach

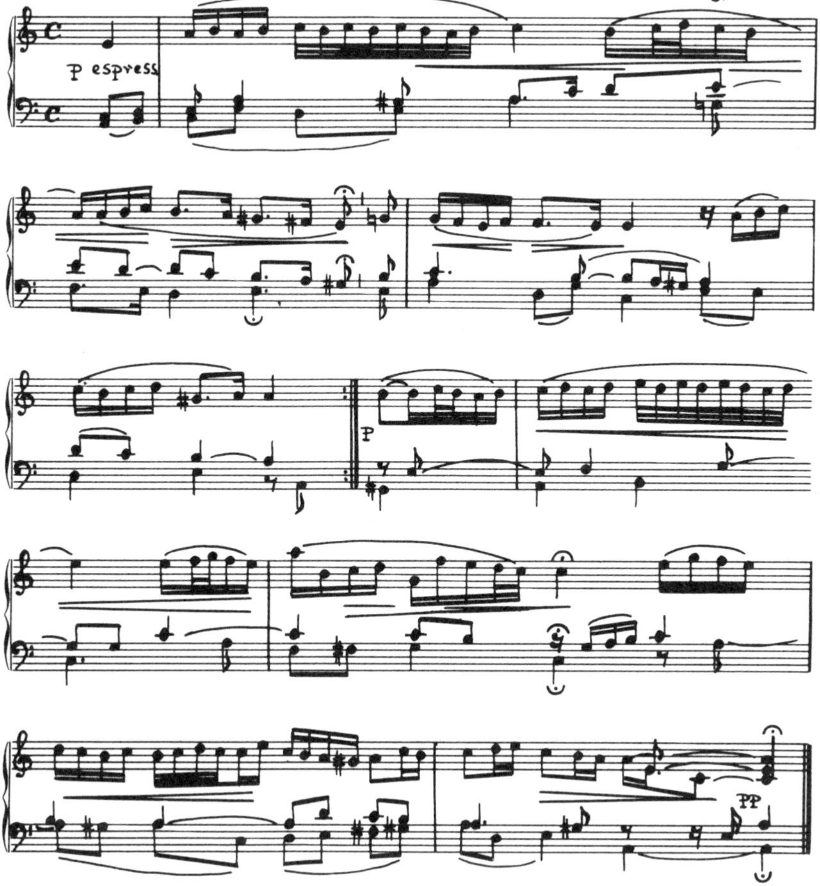

Variation XIV aus: 24 Variationen über „Vieni amore" von Righini

L. v. Beethoven

Allegretto (♩=96.)

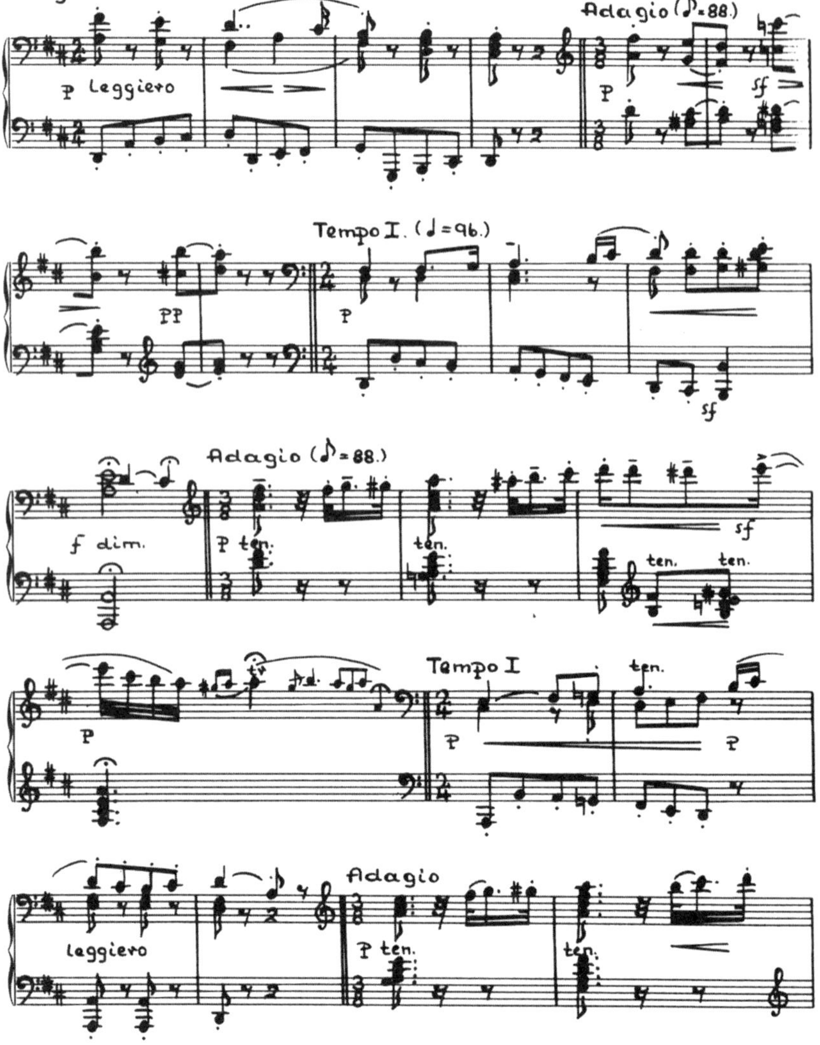

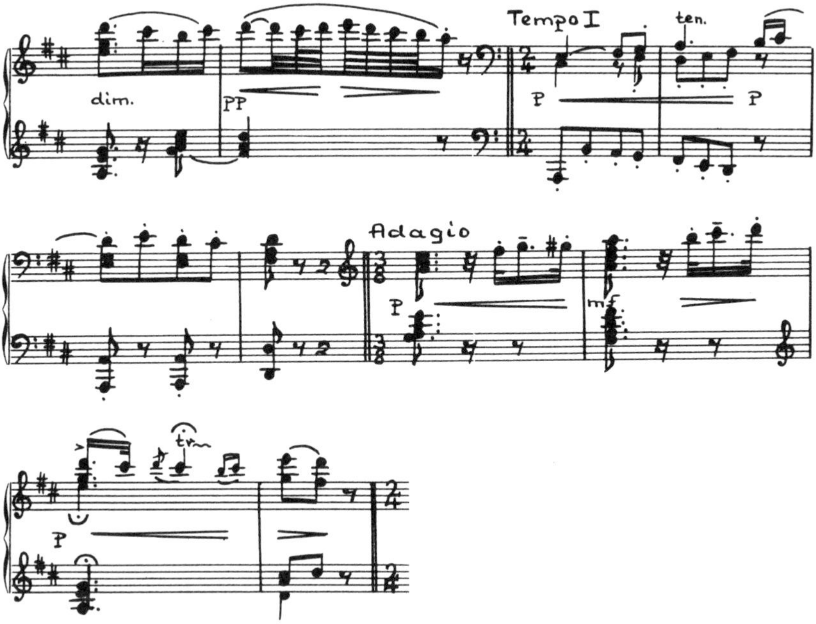
dim.
pp
Tempo I
ten.
p
p
Adagio
p
mf
tr
p

aus: „Kleine Phantasien für Cembalo"
Nr. 2

Adagio (d=56) G. Ph. Telemann

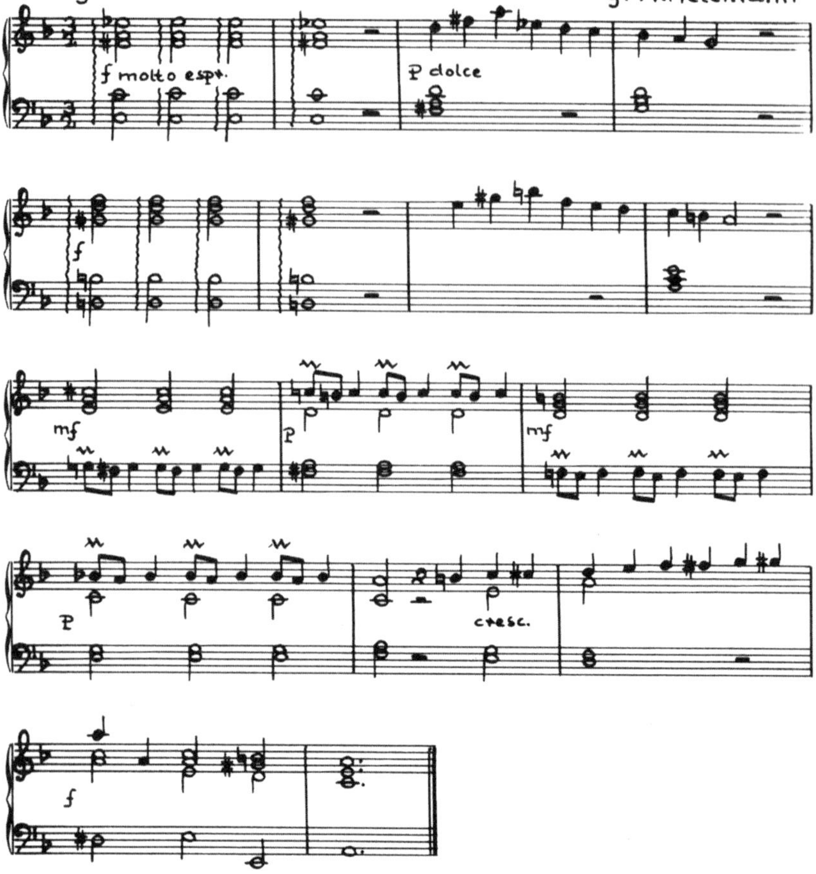

Als ein besonders schönes Beispiel für die typische Moll-Stimmung sei das Tenor-Rezitativ „O Schmerz! .... aus dem I. Teil der „Matthäus-Passion" von J. S. Bach genannt.

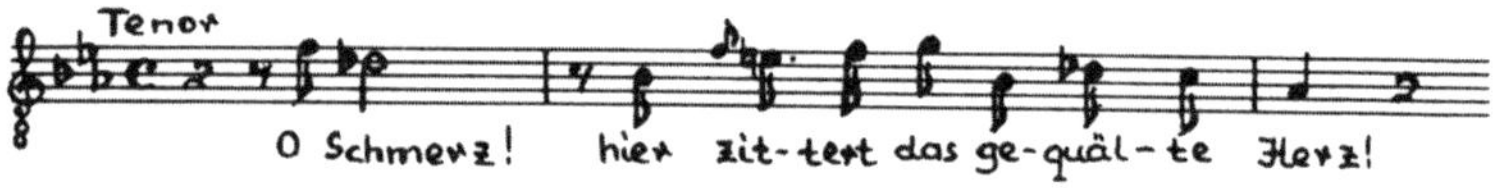

Alter Küherjodel
(Emmenthal)

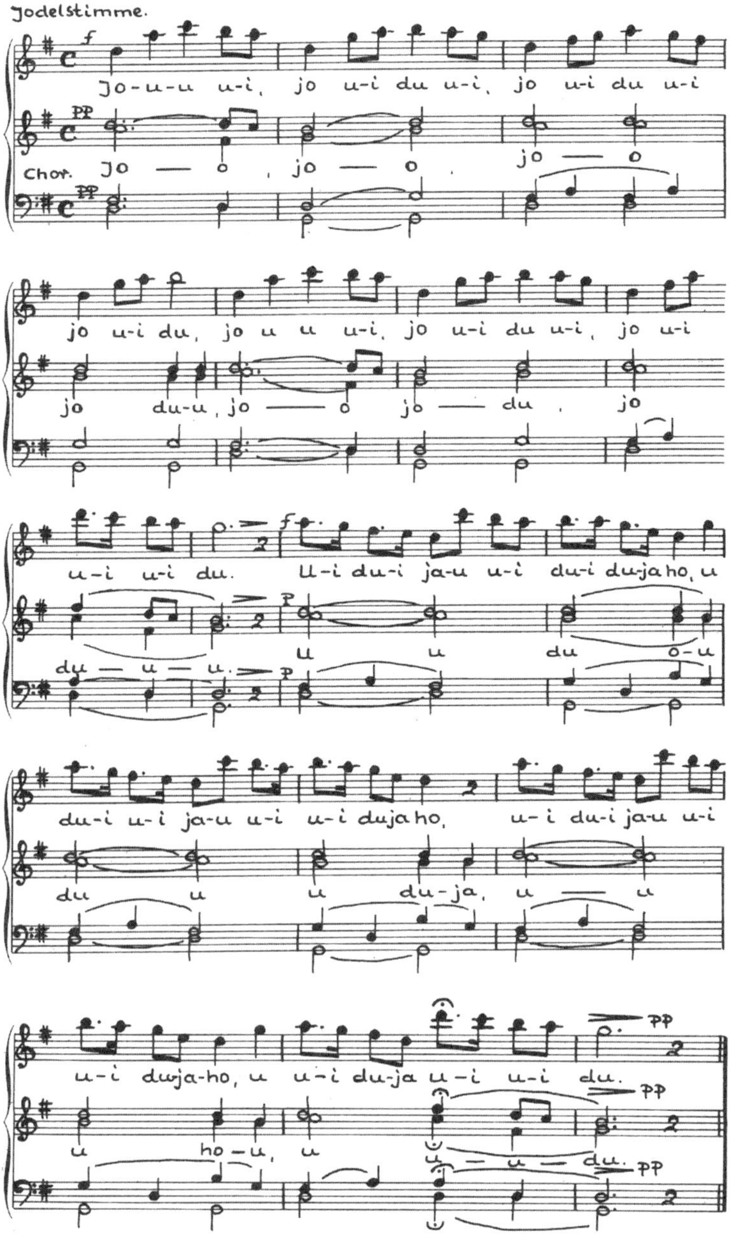

Dur-Moll

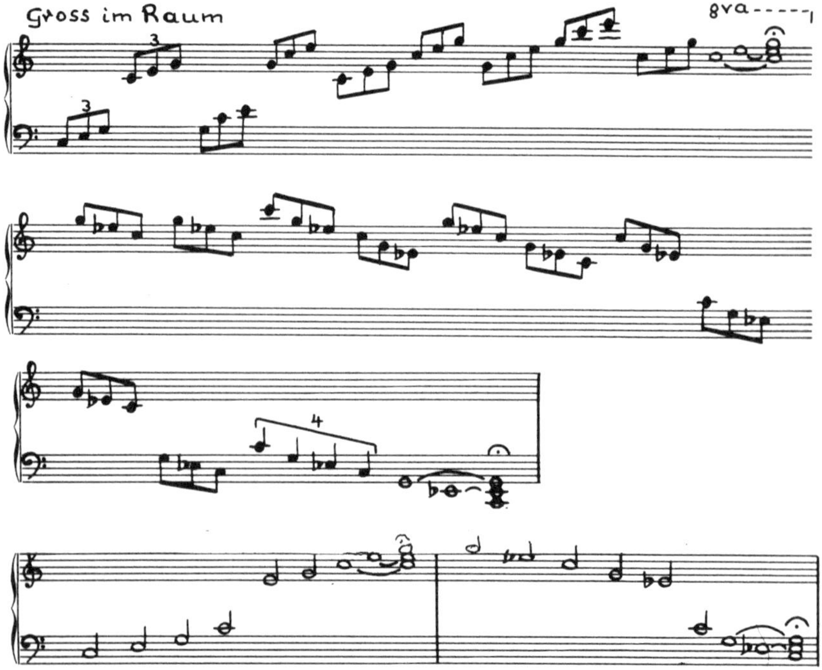

Melos mit Tönen auf Form

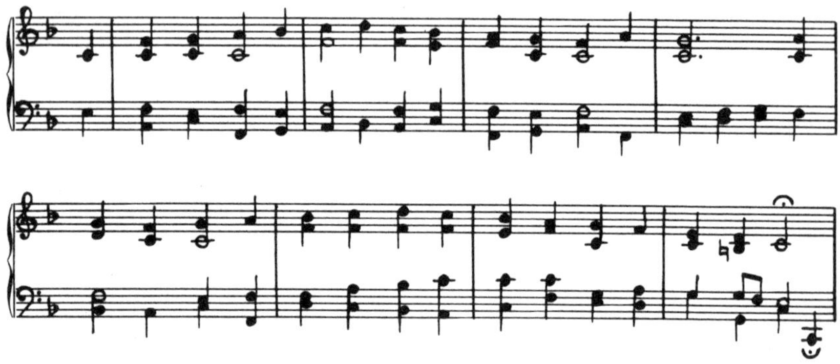

Übungsbeispiele zur Tonheileurythmie

(Lea van der Pals)

I. Übung: (Rheuma)

Vorbereitend: Dur-Moll webend.

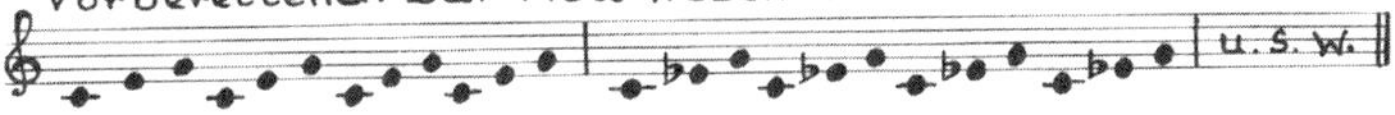

Terzen: oder:

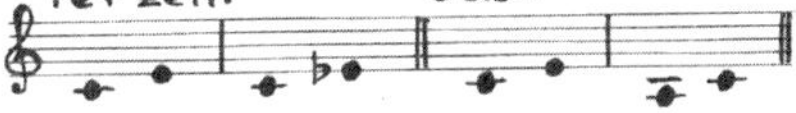

Intervalle

(1)

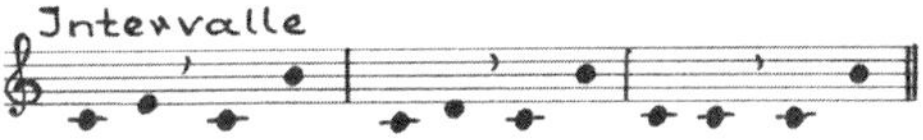

Das selbe zwei Oktaven tiefer für Beine.

(2) Takt 4/4 oder 2/4

(2a)

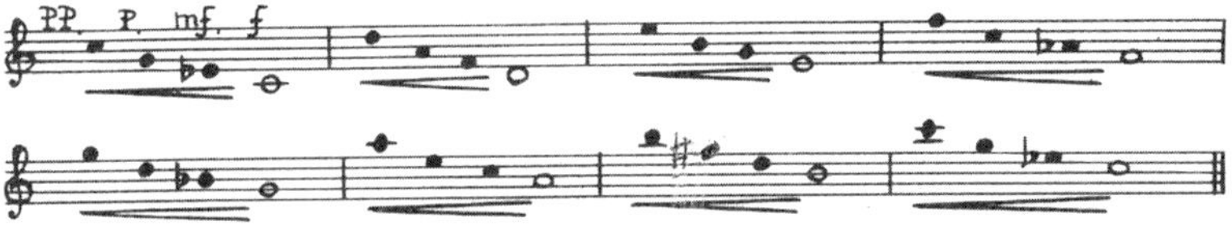

II. Übung: (Haut)

Tondauer

(1)

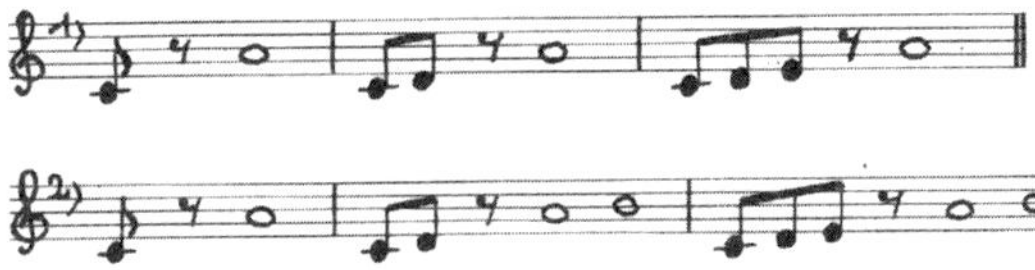

Dreiklanggebärden

umdeuten mit Oktav

(2)

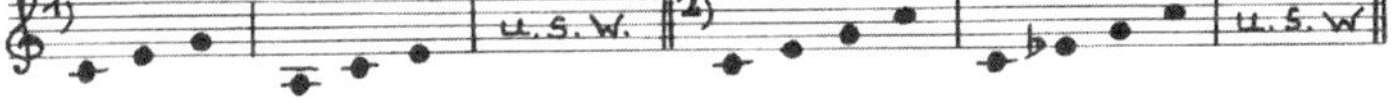

Intervalle

2a

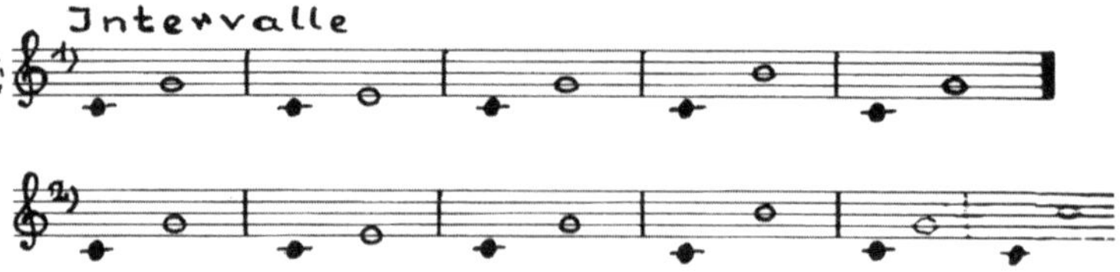

auch zwei Oktaven tiefer für Beine

3 C Dur-Skala

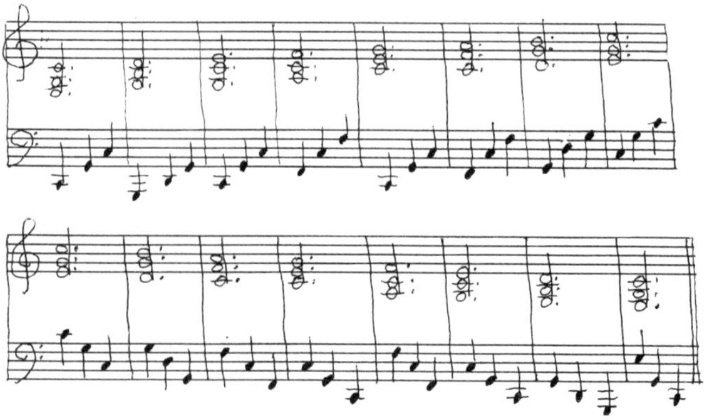

Konkordanzen

3a

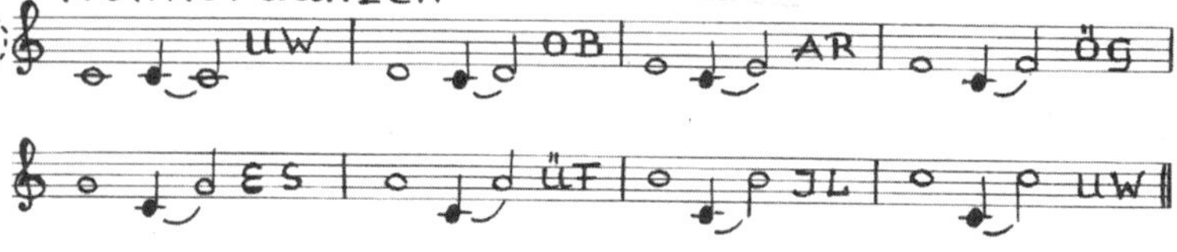

a) Intervall-Vokal-Konsonant-
Konsonant-Vokal-Intervall (für trockene Ekzeme)

b) Ton-Vokal-Konsonant-
Konsonant-Vokal-Ton (für nasse Ekzeme)

III. und IV. Übung: (Kreislaufstörungen)

Spiralen mit Dur und Moll

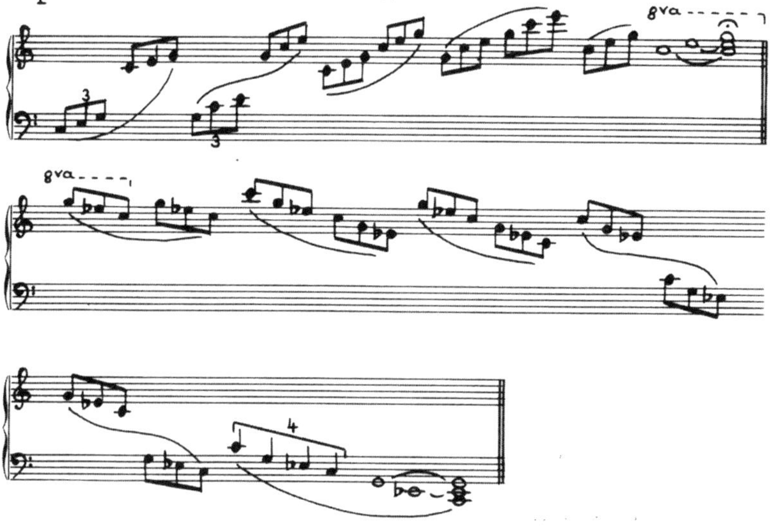

Moll-Skala

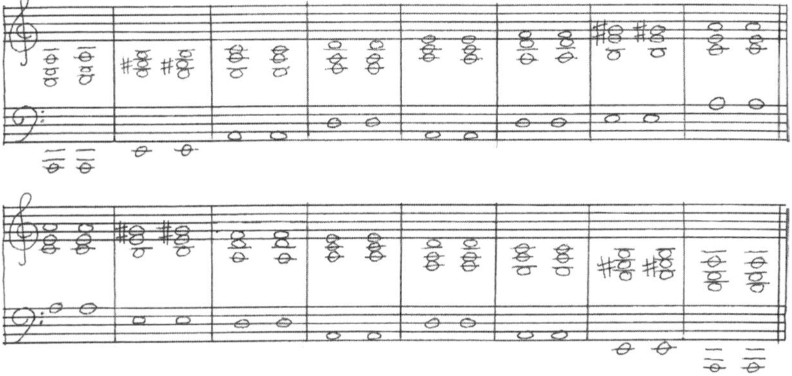

III Intervalle hin und zum Grundton zurück.

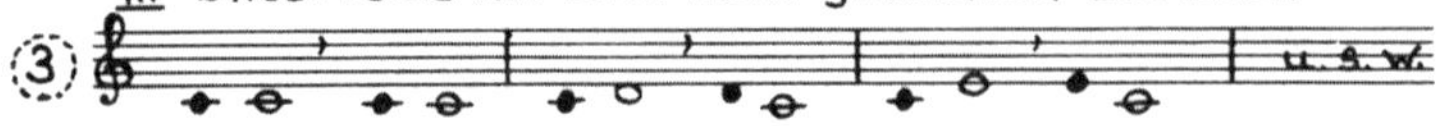

IV Pathos—Ethos (4) Oktaven abwärts

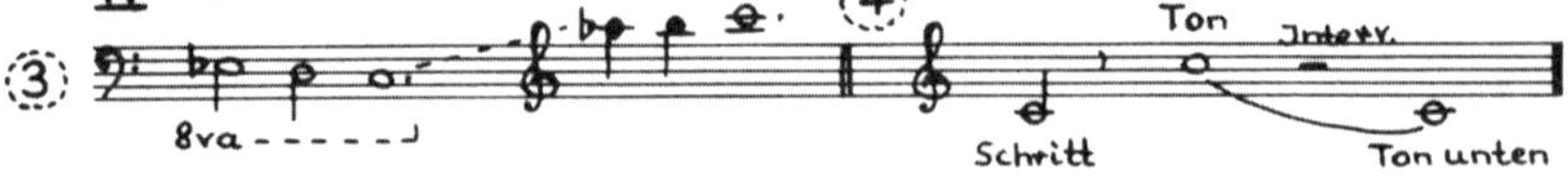

V. Übung: (Kleiner Kreislauf)

Dreiklänge mit Gleichgewicht (mit Terz)

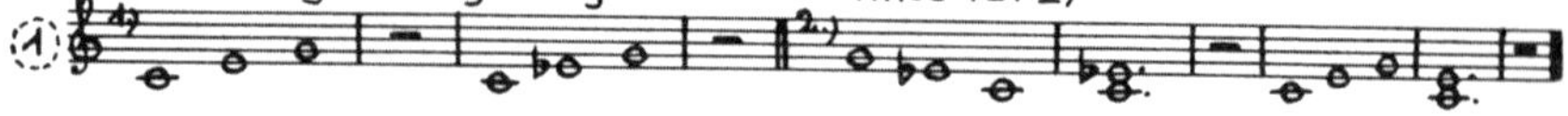

Tonhöhe „umspielend"

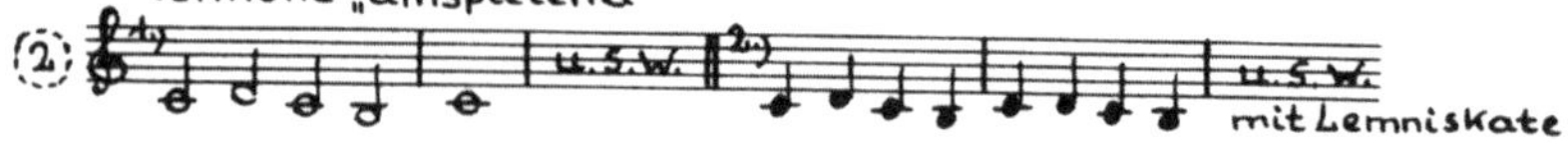

VI. Übung: (Zucker)

Konkordanz - Dissonanz - Auslöschen - J

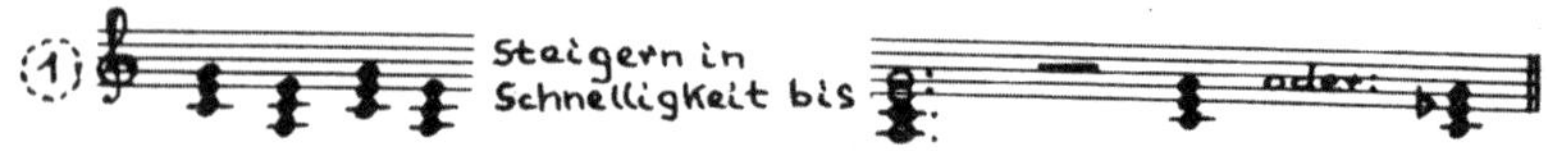

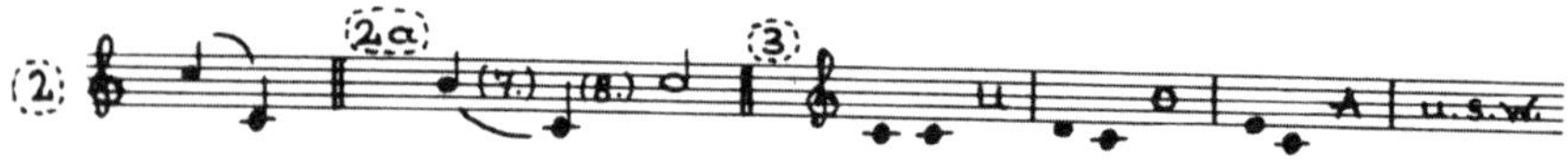

VII. Übung (Eiweiß)

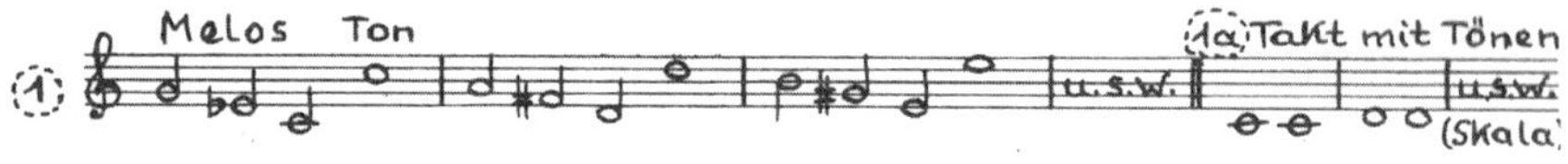

Melos mit Tönen auf Form:

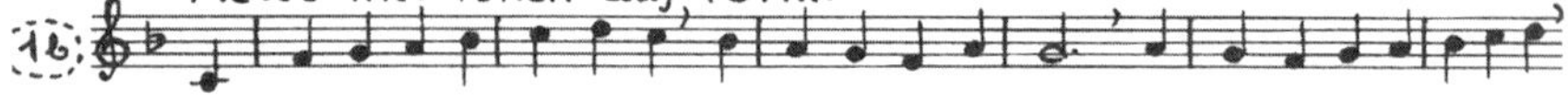

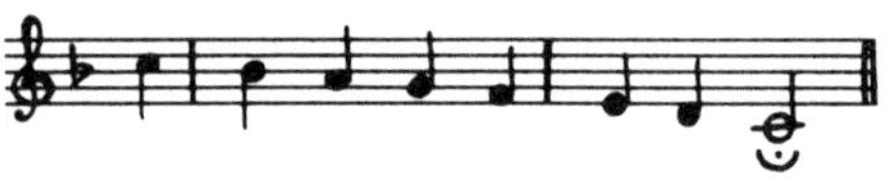

Rhythmus – Ton

Kurz lang Ton — (5) Ergänzende Intervalle

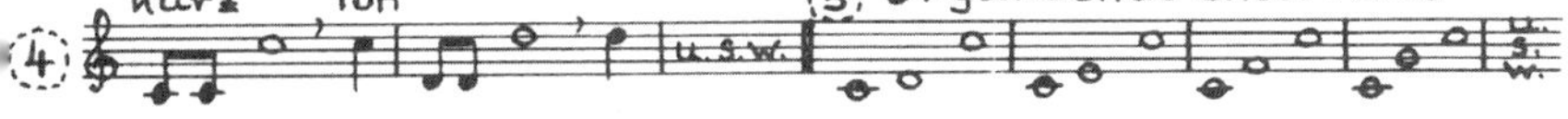

VIII. Übung: (Fett)

Rhythmus mit Pause — (1a) Wechselrhythmen

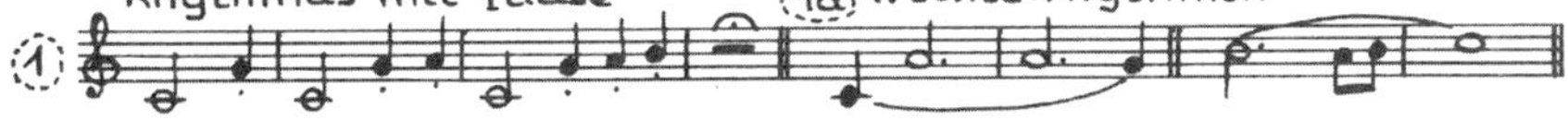

Orgelpunkt-Pause. — (3) Töne mit Pause

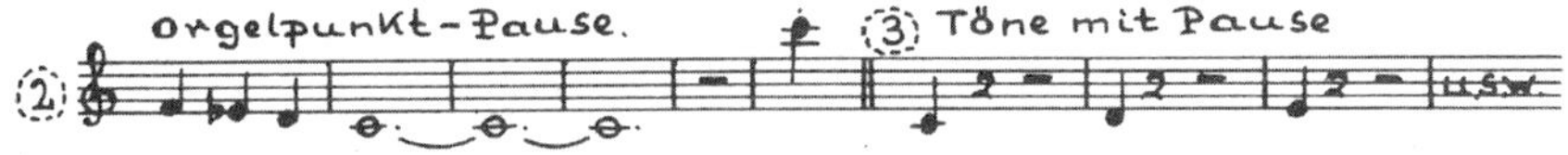

IX. Übung (Mineralische Ablagerungen)

Dur-Moll auf Richtungen

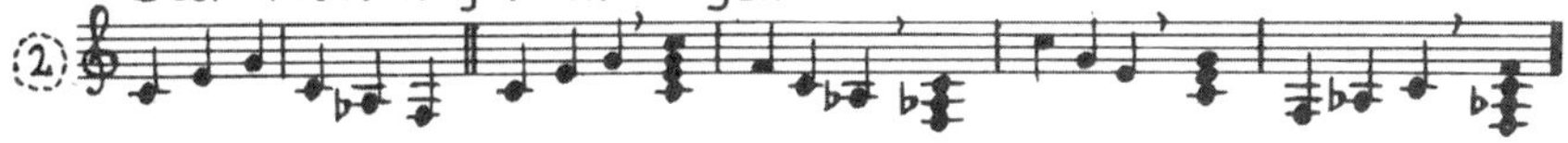

Intervalle hinauf und hinunter

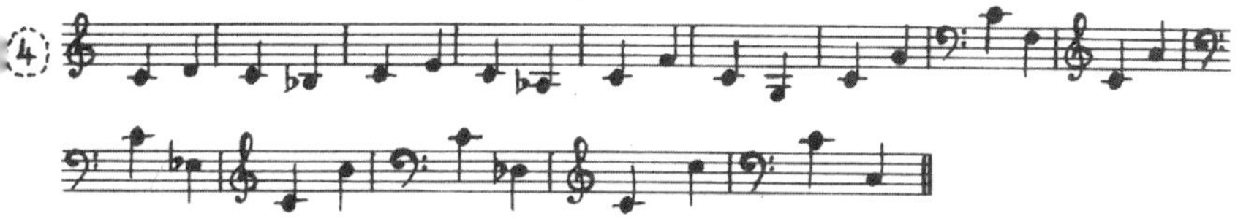

ANMERKUNGEN

1 Rudolf Steiner und Ita Wegman, Grundlegendes für eine Erweiterung der Heilkunst nach geisteswissenschaftlichen Erkenntnissen. GA 27, 6. Aufl., Dornach 1984.
2 Rudolf Steiner, Eurythmie als sichtbarer Gesang. GA 278, Vortrag vom 22.2.1924.
3 Rudolf Steiner, Die Methodik des Lehrens und die Lebensbedingungen des Erziehens. GA 308, 6. Aufl. Dornach 1986. Vortrag vom 10.4.1924, vormittags.
4 Rudolf Steiner, Die Entstehung und Entwickelung der Eurythmie. GA 277a, 2. Aufl. Dornach 1982. S. 140.
5 Rudolf Steiner, Eurythmie – Die Offenbarung der sprechenden Seele. GA 277, 1. Aufl. Dornach 1972. S. 436.
6 Siehe Anm. 2.
7 Rudolf Steiner, Eurythmie als sichtbare Sprache. GA 279, 4. Aufl. Dornach 1979. Vortrag vom 11.7.1924.
8 Rudolf Steiner, Wahrspruchworte. GA 40, 6. Aufl. Dornach 1986. S. 233.
9 Siehe Anm. 2, Vortrag vom 21.2.1924.
10 Lea van der Pals, Der Mensch Musik. Dornach 1969.
11 Siehe Anm. 2, Vortrag vom 27.2.1924.
12 Siehe Anm. 2, Vortrag vom 20.2.1924.
13 Rudolf Steiner, Anthroposophie als Kosmosophie, 2. Teil: Die Gestaltung des Menschen als Ergebnis kosmischer Wirkungen. GA 208, 2. Aufl. Dornach 1956. Vortrag vom 29.10.1921.
14 Rudolf Steiner, Meditativ erarbeitete Menschenkunde. Dornach 1983. Vortrag vom 21.9.1920. GA 302a.
15 Siehe Anm. 2.
16 Siehe Anm. 2.
17 Rudolf Steiner, Das Wesen der Farben. GA 291, 3. Aufl. Dornach 1988. Vortrag vom 29.7.1923.
18 Rudolf Steiner, Weltenwesen und Ichheit. GA 169, 2. Aufl. Dornach 1963. Vortrag vom 18.7.1916.
19 Rudolf Steiner, Geisteswissenschaftliche Erläuterungen zu Goe-

thes «Faust». GA 273, 4. Aufl. Dornach 1981. Vortrag vom 18.1.1919.

20 Siehe Anm. 12.

21 Siehe Anm. 2, Vortrag vom 19.2.1924.

22 Siehe Anm. 2, Vorträge vom 19. und 20.2.1924.

23 Siehe Rudolf Steiner, Das Tonerlebnis im Menschen, in: Das Wesen des Musikalischen. GA 283, 3. Aufl. Dornach 1981. Vortrag vom 8.3.1923.

24 Siehe Anm. 19, Vortrag vom 17.1.1919.

25 Siehe Anm. 10.

26 Siehe Anm. 9.

27 Lea van der Pals, Konkordanzreihe.

28 Siehe Anm. 10.

29 Notiz von Rudolf Steiner vom 16.1.1908 (München).

30 Siehe Anm. 21.

31 Siehe Anm. 9.

32 Goethe, Vermächtnis: «Kein Wesen kann ...» Aus: Lyrische Dichtungen.

33 Lea van der Pals, Der Mensch Musik: «Das Tätige (Intervall)».

34 Siehe Anm. 9.

35 Siehe Anm. 32.

36 Siehe Anm. 5.

37 Siehe Anm. 2, Vortrag vom 27.2.1924.

38 Siehe Anm. 2, Vortrag vom 26.2.1924.

39 Siehe Anm. 11.

40 Siehe Anm. 12.

41 Siehe Anm. 9.

42 Siehe Anm. 21.

43 Rudolf Steiner, Geisteswissenschaft und Medizin. GA 312, 4. Aufl. Dornach 1976, Vortrag vom 22.3.1920.

44 Lothar Vogel, Der Dreigliedrige Mensch. 2. Aufl. Dornach 1979, Kap. VI.

45 Johann Wolfgang von Goethe, Faust I, Prolog im Himmel.

46 Siehe Anm. 21.

47 Siehe Anm. 9.

48 Siehe Anm. 2.

49 Siehe Anm. 2, Vortrag vom 27.2.1924.

50 Siehe Anm. 10.

51 Siehe Anm. 8, S. 218.

52 Siehe Anm. 2.
53 Siehe Anm. 1, Kapitel VIII.
54 Ebda.
55 Siehe Anm. 10.
56 Siehe Anm. 2, Vortrag vom 25.2.1924.
57 Siehe Anm. 7, Vortrag vom 3.7.1924.
58 Siehe Anm. 10.
59 Siehe Anm. 45.
60 Johann Wolfgang von Goethe, West-östlicher Divan, 1814–1819, Buch der Sprüche
61 Siehe Anm. 9.
62 Siehe Anm. 10.
63 Siehe Anm. 1, Kapitel IX.
64 Ebda.
65 Siehe Anm. 2.
66 Siehe Anm. 5.
67 Rudolf Steiner, Das Hereinwirken geistiger Wesenheiten in den Menschen. GA 102, 3. Aufl. Dornach 1984. Vortrag vom 16.3.1908.
68 Siehe Anm. 1, Kapitel X.
69 Siehe Anm. 10.
70 Siehe Anm. 2.
71 Siehe Anm. 5.
72 Rudolf Steiner, Die Geheimwissenschaft im Umriss. GA 13, 29. Aufl. Dornach 1977. Kapitel «Die Weltentwickelung und der Mensch».
73 Siehe Anm. 1, Kap. XI.
74 Ebda.
75 Mündliche Überlieferung.
76 Rudolf Steiner, Die Polarität von Dauer und Entwickelung im Menschenleben. GA 184, 2. Aufl. Dornach 1983. Vortrag vom 20.9.1918.
77 Siehe Anm. 5.
78 Siehe Anm. 38.
79 Rudolf Steiner, Mysterienstätten des Mittelalters. GA 233a, 4. Aufl. Dornach 1980. Vortrag vom 4.1.1924.
80 Siehe Anm. 11.
81 Ebda.
82 Ebda.

83 Siehe Anm. 10.
84 Diese Aussagen über Beethoven stammen von dem Pianisten Edwin Fischer: Ludwig van Beethovens Klaviersonaten. Frankfurt 1956.
85 Siehe Anm. 8, S. 230.
86 Rudolf Steiner, Vier Mysteriendramen. GA 14, 4. Aufl. Dornach 1981. Maria im 3. Bild aus «Der Hüter der Schwelle».

Daniela Armstrong

Augen-Heileurythmie

nach Dr. med. Ilse Knauer

Ein Erfahrungsbericht

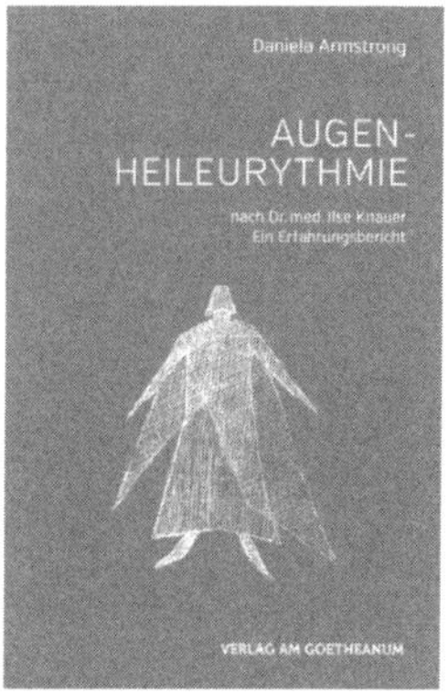

Die Entstehung der Augen-Heileurythmie geht auf die Augenärztin Dr. Ilse Knauer zurück. Rudolf Steiner bat die damals junge Ärztin, die eine tiefe Beziehung zur Eurythmie hatte, eine Augenheilkunde auf anthroposophischer Grundlage aufzubauen. In Zusammenarbeit mit Heileurythmisten und auf der Grundlage des Heileurythmiekurses von Rudolf Steiner entwickelte Knauer die ersten Übungen der Augen-Heileurythmie. Ihre Forschungen bestätigten den Zusammenhang des Auges mit dem ganzen Menschen und so konnte sie die heileurythmischen Übungen für Augenkrankheiten weiter ausarbeiten. Bis heute wurde die Augen-Heileurythmie von Ärzten und Heileurythmisten auch für neu auftretende Krankheitsbilder weiter entwickelt. Die Neuauflage des Buches wurde dem gegenwärtigen Stand der Ophthalmologie entsprechend aktualisiert und erweitert. Ein ausführlicher Anhang dokumentiert und versammelt die bisher in Zeitschriften weit verstreuten Aufsätze von Ilse Knauer. Das zentrale Grundlagenwerk zur Augen-Heileurythmie enthält zahlreiche Anregungen zur Vertiefung und ist für Augenärzte, Allgemeinärzte und Heileurythmisten bestimmt.

342 Seiten, kartoniert, ISBN 978-3-7235-1513-6

Verlag am Goetheanum